太極泰斗 吳圖南 講授

太極拳之研究

馬有清 編著

插圖攝影・馬名駿

資料錄音・崔淑艷　馬名強

商務印書館

太極拳之研究

講　授：吳圖南

編　著：馬有清

出　版：商務印書館 (香港) 有限公司
　　　　香港筲箕灣耀興道3號東滙廣場8樓
　　　　http://www.commercialpress.com.hk

印　刷：中華商務彩色印刷有限公司
　　　　香港新界大埔汀麗路36號中華商務印刷大廈

版　次：2003年5月第4次印刷
　　　　© 商務印書館 (香港) 有限公司
　　　　ISBN 962 07 5024 1
　　　　Printed in Hong Kong

版權所有　不得翻印

目　錄

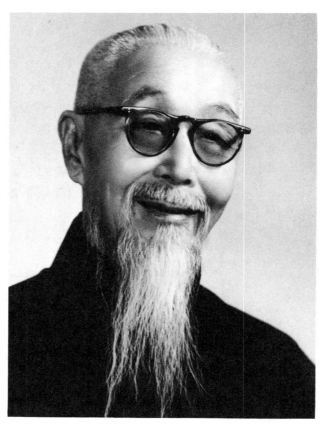

武林壽星　98歲　吳圖南先生近照

序

予幼而多病，先大父子明公嘗以不能長成為憂。今予已虛度98歲矣！（農曆1885年正月廿三日生）。足以慰先大父於地下！然予身體健壯悉如青年，其故何哉？由於研習太極拳使然也。

前曾著有《科學化的國術太極拳》、《內家拳太極功玄玄刀》、《太極劍》、《弓矢概論》、《國術概論》、《重訂日用百科全書》等著作，均由上海商務印書館出版，風行海內，備受歡迎。

近接國內外太極拳愛好者函請再有所著述，以先睹為快，予因工作太忙，且太極拳為予業餘愛好，並非以此為職業，故不暇及此。

故商之予之門生馬君有清，將予數十年來之有關養生長壽與太極拳之報告，以及日常講授之資料，融會貫通，陸續整理，分期出版，以滿足太極拳愛好者之希望，亦一快事也。

馬君有清天資英挺，才氣過人，從予研習太極拳近三十年，造詣頗深，予教以編著之法：「簡而明，信而通，引物連類，折之以至理。」方能實事求是。有清頗以為然。以後出版，將以吳述馬編之方式行之，以少費予之精力也。是為序。

1983年歲次癸亥，正月23日，98老人吳圖南序於北京萬安別墅。

李　序

　　武術是中國的文化瑰寶，它在中國人民數千年的歷史生活中誕生、發展和昌盛。目前武術運動在中國和世界各國仍很流行，不論男女老少很多人都選擇自己喜愛的拳種去鍛煉。中國武術已經成爲人們增強體質和健美抗衰的重要手段。尤其是中老年人練武術太極拳，可以幫助他們祛病延年，達到健康長壽的目的。相信中國武術，將在人類生活裏，越來越發放出它的光輝異彩。

　　中國著名太極拳家、中國武術運動協會委員、北京市武術運動協會副主席吳圖南先生，是太極拳宗師吳鑑泉先生的高徒，也是太極拳宗師楊少侯先生僅存的弟子，是中國武術太極拳科學化、實用化的奠基人。吳圖南先生的太極拳術造詣極深，是中國當代首位太極拳家，譽滿中國和全世界。吳老先生今年九十八歲高齡，仍然身體康健，耳聰目明，鶴髮童顏，步履輕健，不愧是太極拳的泰斗，武術界之壽星。名師育高徒，本書編著者馬有清先生是吳圖南先生一生中唯一入室的弟子，現在他已成爲中國少有的太極拳名家。

　　有清先生從事武術活動將近三十年，他是北京市早期著名的優秀運動員、教練員、裁判員，曾多次參加過北京市武術比賽，1962年—1964年，連續三年獲得北京市太極拳、形意拳冠軍。曾擔任中央和地方單位團體和大專院校的教練員，在多次武術比賽中擔任裁判和宣傳組長。1962年被聘請爲北京市武術運動協會秘書，在北京市武術運動的研究整理和發展提高的工作中做出了很大成績。

　　有清先生早在五十年代裏即拜北京市著名太極拳家、中國武術運動協會委員、北京市武術運動協會副主席楊禹廷先生（1982年逝世，終年九十五歲）爲師，其後協助楊老先生教拳。有清先生在長期的教練過程中，總結了楊禹廷先生的經驗，寫出了《太極拳動作解說》一書，在1961年由中國工業出版社出版發行，受到羣眾的熱烈歡迎。這本書是目前不可多得的吳式太極拳的重要教材。1962年有清先生在領導的安排下，又拜吳圖南先生爲師，深造太極拳，挑起繼承老前輩絕技的重擔。在吳老先生二十餘年的親切教導下，他刻苦鑽研，努力繼承，對吳老先生的傳授從理論和實踐上均已達到極爲精熟的程度。爲了提高太極拳運動的質量和效果，進一步推動太極拳運動，有清先生將他多年來繼承和研究的心得，整編成文字將陸續出版，供愛好者研究參考之用。現在首先和讀者見面的是他整編的吳圖南先生對太極拳的精闢論述和瀕於失傳的楊少侯式的太極拳。這套拳不僅是第一次整編出版，而且許多技術和珍貴照片是過去從未公開的，可稱是言簡意賅，圖文並茂。這本書將對太極拳運動起到正本清源的作用。

李　光

1983年1月9日

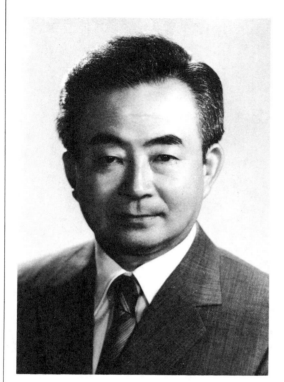

編著者馬有清先生近照

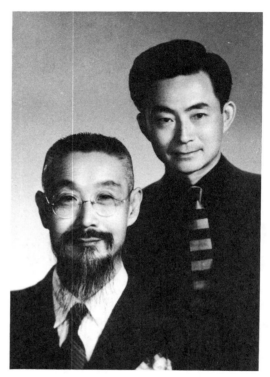

1962年吳圖南先生與編著者師徒合影
（拜師紀念照）

自　序

現在我將吳圖南先生講授的《太極拳之研究》編著成冊奉獻給讀者，這是我多年的願望。吳圖南先生今年九十八歲高齡，在他造詣達到頂峯的時候，能夠代他執筆撰書，是我應盡的責任，也是我十分榮幸的事。

五十年代末，我廿餘歲時，曾患重病，醫生診斷爲「大症難醫」。友人勸學太極拳，曾拜北京市著名太極拳家楊禹廷先生爲師。練習數年後，病除體健，神全氣足，始感到太極拳功效巨大。其後在北京市榮獲優秀運動員稱號，曾任教練、裁判等職務。六十年代初，被選聘爲北京市武術運動協會秘書，故有幸與太極拳名家吳圖南先生、徐致一先生等前輩在協會內研究太極拳術。

吳圖南先生是中國著名的考古學家、教育家、太極拳家。得吳鑑泉、楊少侯宗師之眞傳，是中國少有的致力於太極拳科學化、實用化的專家。六十年代初，前已故中央建築工程部副部長、螳螂拳家陳雲濤先生，以業餘愛好者的身份，在北京市大力提倡武術。他關懷照顧老武術家，也培養教育新的一代，對武術的繼承、整理、發展、提高等工作都給與支持。陳雲濤先生尤其對吳圖南先生更

爲崇敬，他知道吳圖南先生雖然學生衆多，但却無正式入室弟子，擔心吳先生之絕技或因後繼無人而失傳。幾經與吳先生傾談始知他的心願是：要擇人而授。在諸友好多方努力下，我有幸被吳圖南先生垂愛選爲門徒，挑起繼承前輩絕技之重擔。1962 年 11 月 25 日，陳雲濤先生親自主持盛會，邀請北京市武林名家參加，爲我們師徒舉行了隆重的拜師儀式。我的夙願終於實現了，這一天是令我終生難忘的一天，也是我最感幸福的一天。

二十餘年來我追隨吳圖南先生，受到親切又嚴格的教誨，我深切的感到，要做個好弟子，除了要遵師向學之外，必須具備脫胎換骨的精神；萬夫不擋的勇氣；百折不回的毅力，捨此則將一事無成。先生在授業時，舉凡太極拳的歷史研究、技術應用、健體長壽等領域，無一不以精闢之說深入淺出諄諄教導，使我受益殊深，功技日進。先生文武雙全，博學多才，猶如學術之寶庫、技藝的海洋，是我學之不盡、習之不竭的源泉。先生的盛德是我終身效仿的楷模與榜樣。

在二十餘年的動盪生活裏，我們師徒患難與共，情如父子。今先生年事已高，仍致力

於太極拳之研究工作，不遺餘力。最近受他的委託，將他近期的講學輯錄成文字。有些內容是二十多年前我跟先生學拳時的筆記，也是經先生首肯的文字，現編撰成册獻給武林朋友及同好。文中如有不妥之處，皆因編著者資質魯鈍，文陋才淺。敬希海內外賢達予以指正是幸。

馬有清
1983年 3 月16日

中國近代太極拳傳遞世系簡表

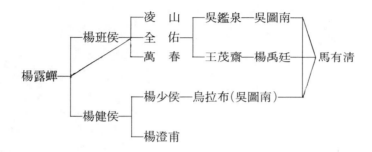

說明：

一、本世系簡表，僅自宗師楊露蟬起逐代列表如上。

二、近代太極拳宗師之嫡系或傳徒甚眾，因限於篇幅，故不詳列。

三、本表僅為表達吳圖南先生及編著者之宗系以告讀者。

自叙

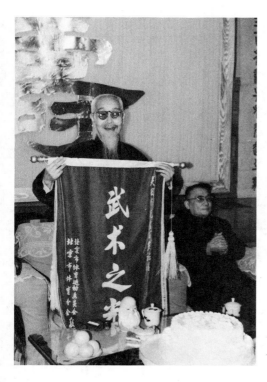

吳圖南先生百歲大壽（1984年2月23日攝於北京）
接受北京市體育運動委員會及北京市體育分會致送錦旗後留影

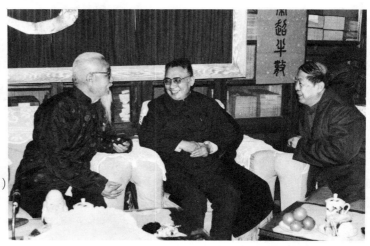

圖南先生百歲大壽（1984年2月23日攝於北京）
右一）北京副市長孫孚凌先生
右二）政協負責人

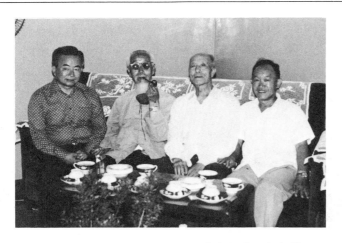

1982年夏初編著者師徒與北京市武術界朋友合影
（右一）前任北京市武術運動協會主席李光先生
（右二）北京市武術運動協會副主席劉世明教授

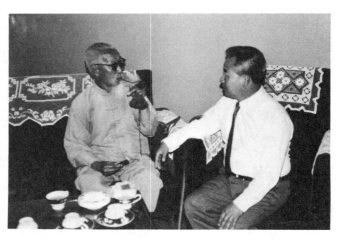

1982年夏初吳圖南先生與編者暢談

編著者按：1982年夏初，我到中國首都北京去看望我的師父吳圖南先生。他剛剛參加完《少林寺》電影武星李連杰的彩色紀錄片《當代武星李連杰》的攝製工作。在這部紀錄片裏，他給這位武星指點着數和示範太極拳動作。被譽為當代太極拳泰斗的吳圖南先生年近百歲，他的身體健康精力充沛，工作起來不亞於年輕人。他經常忙於接待中國和外國朋友們的訪問，有時還被一些學術機構邀請去講學，所以平時很難在他家裏找到他的。有一位文藝作家想拜訪我們師徒，託朋友打聽我們的行踪，恰巧第二天我們有個便宴，還約了幾位朋友參加。他們是：前任北京市武術運動協會主席李光先生，北京市武術運動協會副主席、北京醫學院體育教研室主任劉世明教授等。我請這位作家也來做客，藉機會可以探訪。在宴會上，吳圖南先生高興地以他親身經歷講述過去的太極拳宗師們是怎樣課徒的，當時練太極拳要下哪些苦功，為什麼那時候的太極拳既能健身又能應用，他本人又是怎樣在嚴格的師承上又涉獵百家而成功等等。他還談到半個多世紀以來，他堅持為太極拳的科學化與實用化所做出的努力。他的講話對當前太極拳運動有很重要的啟示。下面是吳圖南先生講話錄音的摘錄，文中分段的小標題是編著者所加的。

問：我很榮幸地見到吳老先生，您是中國當代少有的年近百歲的長壽太極拳家，不愧是太極拳泰斗。我們很想知道您練拳的經歷，您是怎樣享有盛名的。各家各派的拳術都要有獨特的絕着才能在武壇上站得住，請問您的太極拳有什麼絕着和特點，總之您輝煌的一生有許多事蹟我們都想聽聽。

吳圖南先生答：最近有許多雜誌和報紙都訪問過我，談了不少這些問題。像《新觀察》、《祝您健康》、《健康報》、《北京體育》、《中國日報》（英文版）、《人民中國》（日文版）、《中國人民》（法文版）等，很不少啦，你可找來看看，是個捷徑。至於我從什麼時候練的，為什麼練呢，這事情談起來很有趣。

幼小是病孩，九歲入拳房

我出生時我的父母年紀老了，他們晚年了還希望有個兒子，生了個兒子本是高興的事，可是事與願違，生出的這個兒子是百病纏身：面黃肌瘦、咳嗽痰喘、抽羊角瘋。老人很煩惱，這樣的孩子恐怕養不大。我皮膚的顏色就像綠色軍服的顏色，又像用槐樹籽煮水染過一樣又黃又綠。鄰居小伙伴找我來玩，他們的家長不願意，跟他們說：「別到槐樹籽染過的那個孩子家裏去玩。你們也傳染成那樣子，有多難看。」這對我真是諷刺。後來家長請滿清太醫院(註一) 院正（就是院長）李子裕大夫給我看病。李大夫是當時的名醫，他有名到什麼程度呢？當時許多病人到處託人求李大夫給看病，他們說哪怕叫李大夫給看一眼，雖死無怨。他給我看病後說：

我在宮廷裏給公伯王侯治的是富貴病，有點毛病也好治。像這個孩子的病我如不給治，在醫學界我是個缺點，我非給他治不可。他檢查出我患有：先天性肝炎、先天性肺結核、先天性癲癇。他說：很難治好，因為是先天胎裏帶的，我得慢慢調理他。經過相當時間的調理，我的病漸漸好轉。後來李大夫向家長建議說：最好叫這孩子練練功。那時清朝北京地方上有各種功房。比如學寫字、繪畫的叫書畫功房。練弓刀石的叫弓刀石房。練拳的叫拳房。於是我在九歲那年由家長帶我到練拳的功房去。教拳的老先生是全佑先生（註二）。由他的兒子愛紳號鑑泉教我。我一方面由李大夫給治病，一方面練拳。練什麼呢，就練太極拳。我跟鑑泉先生學了八年，後來由鑑泉先生介紹又跟楊少侯先生（註三）學了四年，前後共學了十二年。

練功苦難挨，曾經想自殺

那時候練拳練的很苦。傳統的太極拳有一種形式的練法叫定式。比如攬雀尾分六個動作，按每個動作去練定式。定着不動要定多少時間呢，定六個呼吸，然後再換勢。攬雀尾要用三十六個呼吸，差不多兩分鐘才能定完。正常人每分鐘營十八個呼吸，以此類推，全套拳有二百六十八個動作，你看要定多長時間？所以那時「定」的我筋疲力盡，汗流浹

背。到冬天天氣嚴寒，練完拳穿的鞋像蹚過水一樣，一脫掉可以倒出汗水。可是這麼一定，把肝炎、肺結核、癲癇全定沒啦，身體逐漸强壯起來。也不一着急就死過去了。我的兩條腿因為抽瘋，左腿比右腿短二寸，後來練拳要練挷筋，結果也挷好了。提起挷筋好厲害，找一棵樹，叫我背靠着樹，我的兩隻手向後反抱着樹，身體扳直，老師在前邊用腳把我的底腿勾住，樹上有一滑車，有一皮兜兜住我一條腿的腳後跟，往上拉，把腳趾拉到腦門，再把拉繩拴住，定住不動。這樣還好些，往後挷筋要把腳心拉貼在後腦勺上，這個罪真夠受的，那時我做夢都害怕它。如此類推，什麼摵腰、踢腿、鐵板橋……等等，先折騰出來弄好了才開始練拳。過去練拳不是像現在這樣，一開始就去摸魚。要把上面說的功夫練出來，其實人人練都能成，就看你練不練，如真練就能成功。那時像我這麼個病孩子，一折騰實在是受不了。我曾經想跳井自殺。有時老師看見我怕苦，責備我說：又想病好又怕吃苦，沒出息。後來我想一個人為什麼叫人說沒出息呢。我是蒙族人，我的祖先在元朝時曾經打到日耳曼（註四）。我怎麼變成沒出息，一定要有出息的。

學各樣推手，練三步功夫

就這樣我把定式練拳練完了，再練打手。

打手就是推手，那時叫打手，後來傳到上海以後才改叫推手。練打手先練單手推，兩人誰也擰不住誰之後再練雙手推。由平推、立推、斜推，好像個女字形，把這些路子推純熟以後，兩個人身體逐漸向下矮，邊往下矮邊推，一直到身體擦着地面去推。如用手一攦對方，自己的身體向後擦着地撤回去，等向前出去時，身體又擦着地出去，如同蛇一般左右迴旋。各位聽起來容易，可練起來就難了。記得有一次老師跟我說：你拿個筐去磚瓦舖買二斤疙瘩炭去。我以爲老師有用處。就到磚瓦舖買了三斤，多買了一斤，交給老師。老師說：我在跟你說笑話，叫你把炭燒紅了，好烤一烤你的筋。經過苦練，不動步的推手才算練成了，再練動步的推手。不動步的推手是正的，叫掤攦擠按四個正方；動步的推手是斜的，叫採挒肘靠四個斜角。當然不是絕對的，正與斜是互相牽涉的。老師教你時，他站在中央，身子一轉用手一探，你在外圈要隨着緊跑，跑了多少步，剛追到頭，他一轉身又回去了，你又緊跑再追回去，所以練得滿頭大汗。後來我研究易經才知道，這就是得其圜中不支離，意思是圍繞着一個圓心去跑外圈時，要不支也不要離。聽着也很容易，但這勁頭很難掌握好的。總之這僅是素材，也就是才練了個大概，然後才開始練功。

練功首先要練鬆功，這鬆功可難了，要由脚趾、脚腕、膝蓋、腰、兩肩、上臂、小臂、手腕、手指、脖頸的七個頸椎除了頭顱之外全要鬆開。這麼一練差不多把人給拆散了。然後再練太極拳的三步功夫：第一步功夫叫着功，太極拳畢竟是個拳種，這麼一來幹什麼使，那麼一去幹什麼用，如攬雀尾是幹什麼的，單鞭爲什麼要那樣一轉，一着一式，二百六十多個動作都弄熟了，都會使了，但還不算成，因爲你只知道死譜，不知道變化，故此還需要進一步去研究變化。第二步功夫叫勁功，爲什麼叫勁功不叫力功呢，因爲它不尚拙力，都是柔柔軟軟的，但這裏邊東西很多，等把勁功練完了，往下練更難了。第三步功夫叫氣功，我說的氣功不是外邊練的氣功，我說的是太極拳裏邊的氣功，它的練法可分兩部份：一部份是運氣，運氣是把氣運到周身，想叫它到哪裏它就到哪裏。周身內外由五臟六腑到四肢百骸，無一處不能運氣，身體也無一處不能打人的。你如不信可以試試，我用手指指你的手心，你會感覺有氣的。你也可以隨便往哪裏按我。我那裏就能打你。另一部份是使氣，既然能做到運氣了，如何能使氣出於你的身體之外，而又能達到對方的身體上去，然後要使你的氣跟對方的氣溝通，兩個人變成一個，這個時候就可以運用自如了。你想叫他跪下他就跪下，你想叫他躺下他就躺下，他這個人就受你控制了。這個功夫很不好練，我前後練了十二年，十二年的時間很長了，我再愚魯也不至於糊塗，爲什麼跟它幹上沒完呢？其中必然有它的興趣和滋味。就如同吃橄欖一樣，初食很澀，愈吃愈清香可口。這時候我練出甜頭來了。身體也强壯起來了。

楊少侯教拳，連摔兼帶打

我是吳鑑泉先生的第一個徒弟，後來他又介紹我跟楊少侯先生學拳，這位老師很厲害，連摔帶打，跟他學拳，他一伸手我就來一個後仰，又一下把我撞到牆上去。我們家那時候住的房很大，練功的大廳當中有六扇風門，晚上關門要上木拴，門的兩邊各有一個鐵套環釘在柱子上，上拴時把木拴橫插進去。我印象最深的一次是，老師一撒手，我的腰正撞到門柱的鐵套環上，疼痛難忍。老師說：怎麼啦，沒志氣。我連忙說：有志氣，有志氣。可是再來的時候，我要躲着點那柱子上的鐵套環了。那時我家裏的桌子椅子是紅木的，椅子背打掉了變成個橙子，橙子面板砸沒了，變成個火爐架子。後來每逢老師來家裏教拳，我祖父叫人先將傢具擺設挪開，預備着摔打。練功時老師怕我偷懶，由厨房抬來四張油桌，油桌桌腿較高，是厨師專爲站在那裏切菜用的。把這四張油桌拼起來，

叫我鑽到桌子底下去練，如同練太極拳着功裏有個矮式叫七寸靠，就是用自己的肩膀去靠對方小腿上的七寸之處。差不多的老人都知道那時候我受的許多罪。總之我認爲要把太極拳練好，除了要有眞傳之外，你必須要有萬夫不擋的勇氣，要有百折不回的毅力，否則必然是功敗垂成。我和楊少侯先生學完四年，他說：你差不離了，我要走了。那時候的老師有良好的風格，雖然他依靠教徒弟吃飯，但當他教完之後，就告訴你教完了，他就走了，你再請他他也不來了。只是到過年過節時大家再聚會。

涉獵中國的各家拳術

當時武術的各家各派很多，各練各的，各敎各的。雖然各說各的，但不叫百家爭鳴，要想交流經驗就要打一氣。因爲那時候是舊社會，不是友誼第一，是擧手不留情的。自那時以後，我就涉獵各家的拳術，首先是摔跤。摔跤在我們蒙古族是最講究的了，練摔跤主要看它用的什麼方法，用太極拳怎樣對付。這種本民族的功夫弄清楚了，然後再去研究其它的拳術。當時北方的硬門子屬形意拳，形意拳包括五行拳——劈、崩、鑽、砲、橫。還有十二形拳，十二形拳是模仿和掌握十二種動物的特殊技能而編的拳術，我們也要研究它。還有八卦掌，它究竟怎樣走轉又

怎樣使用亦要清楚。通背拳在長拳裏也很吃功夫，它也是先練原地法根，然後再練拆拳的。其它如：潭腿、地躺拳等等都要涉獵與研究。我曾搞過調查，在中國的黃河流域、長江流域、珠江流域一帶，就有兩千多種不同的拳種套路。要說明一下，這裏邊有一種綿拳，很軟，近似太極拳，但它不是太極拳。還有一種叫密宗拳（註五）的也很柔軟，有人認爲它像太極拳的練法，但細考查它仍是少林拳。因爲它不是太極拳，也沒有太極拳的那些功夫。

靠教書爲生，業餘研究太極拳

我雖然做過許多調查研究，但我並不是以拳術爲職業的。現在有許多人以爲我是教拳的，不是，我是搞科學的。我是談太極拳這種學術，是用科學來解釋太極拳的。比如用心理學，用物理學中的力學，用邏輯學等等來分析太極拳，期以使太極拳更符合於科學。我曾對太極拳做過 X 光的照像。因爲做一個姿式必須有三個條件，一是骨骼、二是關節、三是肌肉。這三個條件合理的組合起來，才能成個合理的姿式。如果超出這姿式的條件，就叫反關節，反關節對人體生理，對運動結構都不合適。爲了更深入觀察和研究，我借助透視照像，把自己過去學練的太極拳加以整理，凡是違背生理違背解剖的東西，全都把它校正過來，定名爲科學化的太極拳。我在早年出版的《科學化的國術太極拳》一書，即出於此目的。我的職業一直是靠教書爲生。雖然教書很忙，但太極拳從來沒間斷過。我在中國各地都教過書，如中法國立工學院，馬有清就是中法大學的學生。還有南京中央大學、西北聯大、西北工學院、西北法商學院、西北師大體育系等等。我後來是因家貧要糊其口於四方，哪個地方請我，我就得去，不然就沒東西吃了。那時我家庭負擔很大，連弟兄共十三口人。這些人靠我糊口所剩餘的吃飯，我不能有一天失業，所以中國的南南北北和東東西西我全到過，只是沒有去過西藏。

近年專門研究長壽學

早年我雖然到處奔走，但我一直搞科學化的太極拳，我相信太極拳不但能增強體質，而且還可以增加你的聰明，如果你能把太極拳裏邊的四步功夫都做到了，那麼你周身的靈敏度特別高。後來我又專門研究長壽，我想一個人在四、五十歲學識正淵博的時候，忽然間夭折了，不僅是個人損失，也是國家的損失。尤其現在中國搞四化，要用很多人材，可是有些人沒到歲數就死了，這不是很可惜嗎？另外假如你學識很好，但是身體很弱，不能夠服務於社會，這豈不是很大損失嘛？

我所研究的太極拳與長壽學，就是研究如何使人的衰老推遲一下，推遲到什麼程度？就是推遲到盡其天年，到時候你的五臟六腑都不動了，這才算完結。我還有個設想，就是你臨危的前一秒鐘，還要頭腦清醒，四肢百骸還要動轉自如，到時候說完了，就此告別，不要歪鼻子，咧着嘴，半身不遂。這是我的設想，究竟是否如此，我現在還不能答覆。因為我還活着，非要到我生命的最後一秒鐘我才能知道。但到了那時候就算我知道，可是恐怕也說不出來了，只有待於將來大家再追憶此事吧。由於我提倡長壽學，全國各地都搞起來了，有專門寫長壽學的，如天津市出版了《長壽》雜誌等等。目前世界各地都在研究長壽，但他們所研究的長壽，大多局限於能夠看得見的東西，而對於心靈美的東西，精神上的東西，內在的看不見的東西，則不如太極拳的鍛煉所產生的效果好。我認為太極拳這種鍛煉形式是最完美的、最完善的。六十年代初我曾寫過一部長壽學，未及發表就在動亂中被人拿走了。至今拿去稿件的人也不敢發表，因為我會去追問的。

劉世明教授講話：我想簡單談談對吳老先生講話的感想。首先什麼是真正的太極拳，我看目前大家學的太極拳僅僅是些皮毛，真正的太極拳它的內容包括從練功到掌握技術的，現在某些太極拳都摸不到太極拳的邊緣

了。吳老先生的太極拳在基本價值和意義方面我看有兩個：一個在技擊方面，吳老先生在嚴格認真繼承太極拳的基礎上，又總結各家拳術的優點，又用太極拳的技巧把它昇華出來。在他的推手裏表面上看也是那麼幾個動作，實際上却變化多端，就拿一個圓圈來說是三百六十度，但是每一度裏面又含有三百六十度，以此類推。從宏觀到微觀，太極拳真正的奧妙就寄寓在這裏邊。吳老先生太極拳技擊，他剛才沒全講出來，他的凌空勁是負有盛名的。凌空勁就是還沒有接觸到他，他的氣已經到了你的身上，你迷迷糊糊就跌倒了。另一方面在保健上，從健身、醫療到長壽等等方面，吳老先生又提高發展了一步。他提倡和研究科學的太極拳，把太極拳的精華運用到實際方面去，他在這方面也積累了不少經驗。有個實例，我曾經給吳老先生介紹過一位肝炎病號，經化驗病人的 G. P. T. 顯示已經超出很高。但到吳老先生那裏，沒到兩個月完全好了。就是跟他練太極拳治好的。當然你也練太極拳，我也練太極拳，從外形上看似乎好像全一樣。但是吳老先生告訴你的那個太極拳，所產生的效率却不一樣。太極拳真正的奧妙既要言傳更要身教。我經常和馬有清先生談微觀太極拳，尤其是在保健方面如何去符合科學，因此太極拳不是把你原來硬打快上的拳改成軟的慢的就叫太極

拳。那樣不對。你那還不是太極拳，真正太極拳的內容現在一般人都不知道，吳老先生今天談的才是正宗。今天他毫無保留地做了介紹，是非常重要的，是非常寶貴的。

【註解】

一、太醫，官名，主醫藥。明清設太醫院。世俗稱皇室之醫為太醫。亦稱御醫。

二、全佑（1834—1902）清端王載漪之護衛，曾和楊露蟬學太極拳，後拜楊班侯為師，家傳其子鑑泉（蒙族人冠姓吳即吳鑑泉。1870—1942）。吳氏太極拳以柔化見長，動作靈巧細膩，沉靜自然。是太極拳主要的流派之一。

三、楊少侯（1862—1930）是楊健侯（名鑑，字健侯號鏡湖，楊露蟬之三子。人稱三先生）之長子，是楊澄甫（1883—1936）的大哥，七歲練拳，性剛強喜發人，善用散手有楊班侯之遺風。拳架小而快，教人好出手即攻，學者多不能受，故從學者稀，擅長凌空勁。

四、指元世祖忽必烈，興兵滅宋統一中國，改名元朝。曾興兵征討，領土到達歐洲東部。

五、密宗拳是少林拳的主要拳系之一，這裏指的是六十年代北京密宗大悲佗羅尼拳之傳授人奇雲和尚，俗名史正剛，少林拳以柔化為上乘之功。大悲拳原持咒貫象以經之句豆而變勢。姿式優美手法嚴密，後經本書編著者馬有清與奇雲和尚用三年時間改編成通俗之名稱，定名少林柔拳，編成講義。奇雲和尚曾在中央水利電力部傳授柔拳，六十年代初奇雲和尚不幸絕食而死，此拳會者已不多，外間多不察其術誤認是太極拳。奇雲和尚生前與太極拳界人士皆友好，經常與吳圖南、楊禹廷往還。尤與本書編著者感情深厚。惜柔拳之遺稿及奇雲和尚之拳照，在六十年代初期散失。

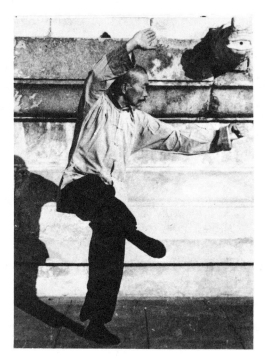

少林密宗大悲佗羅尼拳也很柔軟，但不是太極拳
——奇雲和尚珍貴的遺照（編著者拍攝並珍藏）

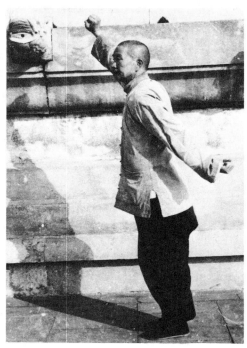

少林密宗大悲佗羅尼拳姿式之一
——奇雲和尚珍貴的遺照（編著者拍攝並珍藏）

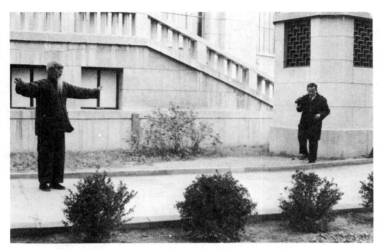

編著者在北京拍攝吳圖南先生的太極拳姿式

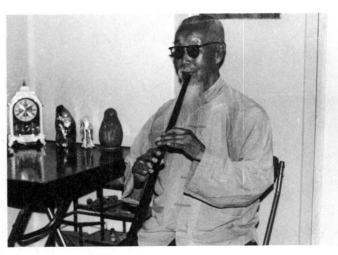

吳圖南先生不僅精於武術，還精於戲曲和樂器的演奏。

源流

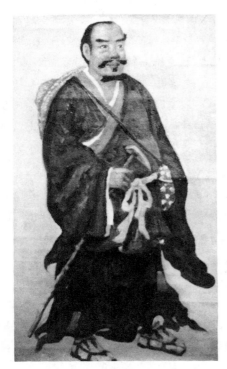

太極拳大成宗師張三丰自繪像
（根據原繪像臨摹的油畫）

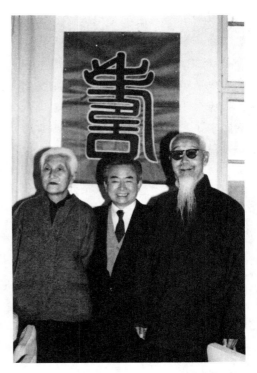

吳圖南先生98歲生日，編著者返北京祝壽。
（左為師母劉桂貞女士，88歲，畫家，現任
北京文史研究館館員）

在談太極拳源流這個問題之前，我先談談關於《宋氏太極功源流支派論》這本書記載的事（註一）。那是在清朝光緒末年或宣統初年時（1908—1909），我的一位朋友跟我說：你不是練太極拳嗎，我家裏有本書說的是太極拳的事。我請他借給我抄抄。他說：不用抄，我沒有用處，就送給你吧。過了幾天他給我送來了，就是那本《宋氏家傳太極功源流支派論》（見附錄）。這本書看樣子年代久遠了，紙不但黃了而且紙質也脆了。他說：你別弄碎了，最好把它糊上一層紙做襯就結實啦。我慢慢翻看，其中字跡還清楚。我抄了一本，把這本舊書當文獻存起來了。

傳抄宋氏譜，拜訪宋書銘（註二）

後來我的兩位老師吳鑑泉先生和楊少侯先生聽說了，都跟我要這本書。我再抄好兩本，分送給他們。以後接連要抄的有紀德（紀子修）先生，他是練岳家散手的，跟凌山先生（註三）又學過太極拳和推手，有相當的造詣。給他抄過一份。又給許禹生先生也抄一份，許先生搞過京師體育研究社，我有位姓吳的同學，他練形意拳，又跟吳鑑泉先生練太極拳。他也借去抄，到拿回來時我發現他給摳掉許多字。幸好我另有一本，要不然就麻煩了。之後紀德先生跟我說：別再往外傳

抄了，抄的愈多就愈亂。因此我不再往外邊借抄了。可是抄過的人又紛紛向外借抄，這樣宋氏譜的抄本就很多很多了。袁世凱有一位機要秘書叫宋書銘，這位老先生到了北京，自稱是宋遠橋的後人。我們拿着書去拜訪他，見到他之後，他說他家裏也有這本東西，是他先人宋遠橋寫的。經過兩邊對照，就是開首題目有點不同。我們的是：《宋氏家傳太極功源流支派論》，下面就提到正文。他的是：《宋遠橋太極功源流支派論》，下面正文的內容完全相符。說明這本書確乎是宋遠橋在明朝時候和張三丰學太極拳時所記載的東西，是不錯的。

宋遠橋等七人跟張三丰學太極拳

宋遠橋在《宋氏家傳太極功源流支派論》裏曾記述，他與俞蓮舟、俞岱岩、張松溪、張翠山、殷利亨、莫谷聲等七人再往武當山拜李祖師未遇，於太和山玉虛宮見玉虛子張三丰。三丰乃張松溪、張翠山師也。三丰，洪武初即在此山修煉。余七人在山拜求請益者月餘而歸。宋遠橋說夫子李是唐朝的李道子。生經數代自唐至明尚在人間。還說：他與俞蓮舟往遊武當山，遇夫子李授以祕歌，遂得全體大用焉。按宋遠橋、俞蓮舟等七人，每年到武當山拜訪張三丰去學。有一年趕上張三丰外出遊歷，他們遇見了一位叫夫子李

的。這個人宋遠橋記載他是唐朝人。後來據文獻考證不是。所說的這個夫子李是元末明初時人。這點是新發現。同時證明宋遠橋之宋譜所說的有欠妥當之處。

太極拳最早記載始於南北朝

究竟太極拳由什麼地方來的呢，據文獻記載，南北朝(宋、齊、梁、陳)的梁時（502—557），有個歙州太守叫程靈洗的，他很喜歡練太極拳，叫士卒們都練。後來遇上侯景之亂，安徽省受到戰火塗炭，惟獨歙州無事。因為侯景看歙州實力很大，未敢進犯。這事說明太極拳對保衛鄉里起到相當的作用。自程靈洗之後，太極拳經數代家傳至程家後人程珌，他是進士出身，封端明殿學士，讀書很多，研究易經很透徹。他說太極拳在他祖先程靈洗之前早已有，還說程靈洗是跟韓拱月學來的，但可惜記載中查不出韓拱月這個人。至於韓拱月又是跟誰學的就不清楚了。程珌這一支系在安徽省歙州地方流傳甚廣，他著有洛水集一書。程珌自練太極拳之後，他認為當時太極拳使用肘部的地方少，遂加上十五個用肘的方法。因為他是研究易經的，故名為小九天法，在宋版的洛水集裏有記載。程珌還寫了三篇周易的講解。易經不只有周易，本來還有連山、龜藏，到了宋末元初天下一亂，只保存下周易，其餘兩部遺失了。

後來到了明朝整理洛水集時，把小九天書等內容也散失了。

唐朝時（618—907）有一位叫許宣平的道學家，又是文學與詩學家，也是安徽省歙州人。他所傳的太極拳係受業於于歡子，名三十七式，又名長拳，內容與程靈洗所練的差不多。許宣平常與詩人李白來往，彼此對訪與題詩。許每負薪賣於市中，獨自吟詩說：負薪朝出賣，沽酒日夕歸，借問家何處，穿雲入翠微。李白曾訪之不遇，還在他住的地方題過詩句。

張三丰得火龍眞人之傳

元朝(1279—1368)時，張三丰出生在遼東懿州，富文學才識。元朝定都於北京時，宰相廉希憲奏補他做中山博陵令（即今河北省安國縣）。張三丰博覽古今，精通經史，對中國古代歷史文化很有研究。他對名利很淡泊，又受到一些人如葛稚川的抱扑子影響，傾向於養生長壽之道。他有感於歷代之興衰，無意仕宦。他說：一官蕭散，頗同勾漏。把做官的一旦丟職如同計時的漏水一樣，漏下去就沒有了。於是他辭官不幹。後來他的父母死了，遵古制守孝三年，將家產分給同族之人，帶了兩名童子，一個叫清風另一個叫明月的出外遊訪。他走遍了許多地方，可惜終無所遇，後來到了陝西華山，所帶的錢也花的差不多了，兩名童子也相繼死去。他獨自一人正在感嘆的時候，由山上來了位道士叫火龍眞人。那時的道人都有法號的，火龍眞人的事蹟我查過一些書，在一本文學筆記上查到他的名字叫賈得昇，他的家世和生卒年月就不詳了。火龍眞人把張三丰帶到他的觀廟，看到三丰身心疲憊，叫他先把身體養好，才開始敎他修煉。

這裏我有一些看法要談談，因爲他們是研究宗敎哲學的，以養生長壽爲主，以防禦擊技爲輔，所以許多書籍的記載如同玄要篇、大道論等，都談張三丰養生長壽，不談太極拳。道敎中講究，欲大成者則化功也，欲小成者則武事也。因此過去中國古籍所記載的，大多寫某某人道德怎麼高尚，學識怎麼淵博，有那些治國安邦之策，有那些休養生息之法，有那些養生長壽之奧秘，對於拳勇之雕蟲小技往往捨之而不談。如果你非搞這個問題，只能說是你自己心胸狹窄了。

張三丰在華山除了向火龍眞人學養生長壽之外，還要學運動身體的，就是練太極拳。火龍眞人的老師是陳摶老祖，就是陳希夷。他是專門研究太極學說的，跟當時的名人二程、朱熹等一起研究，寫了太極圖說，說明太極的原理和來源，以及包括多少內容等。張三丰所學太極拳的路子，和唐許宣平的路子大致相同，有文獻可查的。

張三丰是太極拳的中興者

張三丰修煉時感覺到，道家的功夫偏重於坐臥的功夫，往往坐臥時間一長，很容易引致腿腳麻木，要等一些時間才能恢復走路。於是他將太極拳又加上幾個腿法，這就是現在流傳的太極拳裏的腿法。

張三丰跟火龍眞人學練養生長壽和太極拳時，已經六十七歲了，後來他到武當山時已是七十過外了。那個時候，道士們要經常出外雲遊，路途上難免遇到些事，必須有些武功才能自衛。張三丰想自己的年歲已大，如果所遇到的人手比我快，力比我大，精力比我足，要怎樣去應付呢。因此他悟出了幾個原理。第一要以靜制動、第二要以柔克剛、第三要以慢勝快、第四要以寡禦衆。他講過，如果違反了這四個原則，就不是太極拳。以後他敎了不少弟子，他的學說留傳下來一直到現在，成爲一代哲學。現在中國國內練太極拳很盛行，世界各國的朋友們也有人練太極拳。在新的形勢下，我們如果不正本清源，將會以訛傳訛，引致誤解和造成錯誤。正本清源。就是既不冤枉古人，又不欺騙今人，也不欺騙後世，實事求是地把它敘述下來，用客觀的態度來寫這段歷史，這才是史學家應有的態度。其實過去有些記載寫的很清楚，如王漁洋寫道：拳勇之技，少林爲外家，武當張三丰爲內家。三丰之後有關中人王宗。宗傳溫州陳州同。州同明嘉靖間人，故今兩家之傳盛於浙東。這段話記載在筆記裏。他是以文豪的身份寫這篇東西的，是很客觀的。因爲他不是武術界的人，故理應較爲可信的。又如黃百家講內家張三丰拳法中說：自外家至少林其術精矣。張三丰旣精於少林，復從而翻之，是名內家。得其一二者已足勝少林。他們都是客觀的態度，以史學家的眼光寫的，是比較可信的。張三丰在武當山玉虛宮悟拳所定出的原則，就是他復從而翻之的。因爲一般的拳術都是有力打無力，手慢讓手快。這些東西都是先天自然之能，非關學力而有爲也。張三丰在那時候，能夠平心靜氣的把拳術翻過來，能成功爲一個學派，又能一直流傳到現在，他的功績是不可誤語的。

北京的白雲觀（註四），張三丰曾在那裏住過。民國初年我到白雲觀遇見一個道士名叫胡玉璽，當時他在北京教太極拳。我問他由什麼地方學來的，他說：自明朝以後，我們這個觀裏就經常以此爲功課，除去演禮、奏樂、唸經之外，拿太極拳做爲運動的方法。他也重覆地講：欲大成者化功也，欲小成者武事也。他還解釋說：太極拳是備而不用的。不是拿它去提倡宗教，道教是以長春爲主的。

張三丰繼承了程靈洗、許宣平、程珌、火龍眞人所留傳下來的東西，到他那裏集其大成。太極拳雖然發明甚古，但集其大成者當以張三丰爲冠。可是有些人否定張三丰是太極拳的中興者，相信全世界太極拳的愛好者自有公論。

王宗岳—蔣發—陳家溝陳長興（註五）

我曾到西安、寶鷄進行過調查和訪問，那時候許多老百姓的傳說和文人墨客的談論，都提到張三丰之後有個西安人叫王宗的，號宗岳，是個讀書人，喜歡遊山玩水，他到寶鷄金台觀跟一位道士學的太極拳。這位道士就是張三丰的徒弟。故有些記載說：三丰之後有王宗者。我到過寶鷄幾次，看到那裏的道士還會練，但由什麼時候又由哪位道士傳給王宗岳，因爲道觀裏沒有記載可查，至今仍是個空白，有待今後研究考證了。但確信王宗岳是一位博覽古今的飽學之士，而且對張三丰留傳下來的太極拳練的很好。他寫了很多有關太極拳的文章，但是現存的不過是常見的那幾篇如：太極拳論、行功心解、十三勢歌等等。王宗岳以後一支傳到四明，形成南派。另一支北派代代相傳到清朝康熙年間（1662—1722），傳到河南蔣發。

蔣發在陝西西安以開豆腐房爲業。其人事母至孝。每年年終都由西安回河南探母。有一年他回鄉，因事繞道經過陳家溝，看見陳家溝的人練砲捶。他們是由明朝傳下來世世代代練砲捶的。蔣發看到練砲捶在走勢時動作很僵硬，全是猛打猛上，心想何必費這麼大的勁？不由失聲哈哈一笑。這一笑引起教拳人的不滿，此人是住在陳家溝北頭的陳氏族人陳長興。據記載陳長興身體很魁梧，形似木鷄有牌位先生之稱。那時練拳場定下規矩，不許怪聲叫好不許樂。蔣發失聲之後自覺不妥，於是轉身就走。陳長興在後邊緊追，眼看要追上蔣發，陳長興伸手一抓蔣發的肩膀，蔣發回頭一看，陳長興就跌出一丈之外摔倒在地。長興很聰明，爬起來說：老師到啦。於是請蔣發跟他回家，拜師學拳。蔣發因急於回鄉探母，又感陳之至誠，約定三年之後仍在此處見面。陳問蔣在這三年之內有何吩咐，蔣告訴他說：要緊的是你每天清晨揀一些碎石頭，每天晚上折一些細樹枝，把這兩樣東西分別堆積起來，等三年後我回來時，如果沒有這兩樣東西我就不教你。蔣發走後，陳果然堅持去做。三年後蔣發如約回到陳家溝，看見陳長興眞的按吩咐去做，就告訴他說：我叫你每天蹲下來揀碎石頭，目的是洩掉你腰腿上的僵勁；叫你折樹枝爲的是使你向上盤旋，增活你的腰頂。於是蔣發被請到陳長興家裏，拜師學練太極拳。但是陳長興的做法引起族人的不滿，認爲丟臉並違背了世代家風，於是約定陳長興自此之後不許再敎練陳家砲捶，只許他敎練外來的太極拳。

楊露蟬勤奮盡得拳術奧秘

後來楊露蟬（註六）和李伯魁兩個人由永年縣拉着糧食帶着銀錢去陳家溝找陳長興學太極拳。這兩個人全是因病去練功的。楊露蟬患大肚子痞癥，李伯魁患癆病。他們勤苦學拳多年，尤其楊露蟬勤奮領悟盡得其奧秘。學成之後，李伯魁應山西一派請去敎學，敎的是養生長壽，後人稱他們爲金丹李家，後來情況如何就無人考查了。楊露蟬回到永年縣以後，當地許多人跟他學太極拳，其中有位紳士叫武河淸（註七）的也要學，楊露蟬就叫他二兒子楊班侯去敎他。武河淸練了之後，感覺好像總不得要領，其實不是不得要領，可能是初練太極拳，身體僵硬不容易鬆開的原故，他不知責己反而責人，說：楊露蟬頗自秘惜。其實做老師的，無論研究文學的或是研究武功的，誰不願意得到天下之英才而敎育之呢？後來他到武陽縣去找他當縣長的哥哥武澄淸，由後者介紹到陳家溝直接找陳長興去學，那時陳長興已經八十二歲了。陳叫他去趙堡鎮找陳淸萍去學。第二年陳長興就病死了，享年八十三歲。武河淸到了趙堡鎮，學了一個月就回家了。他記載說：學了一個月，盡得其奧秘（註八）。現在很多人學練太極拳傳統的東西，試問學一個月就能夠盡得其奧秘，能有其事嗎？一個月的時間不用說奧秘，恐怕就連拳架也學不完吧。這是武河清學太極拳的一段故事。以上是太極拳的簡略歷史，也約略地談了自張三丰以後北派太極拳到北京盛傳前的概況。

【註解】

一、《宋氏太極功源流支派論》原文見附錄。

二、宋書銘爲袁世凱手下的一個機要秘書，自言爲宋遠橋的十七世孫，精研易理，擅太極拳。其拳式名三世七，以共有三十七式而名之。又名長拳，與太極拳十三勢名目大同小異。其時太極拳諸名家如紀德（紀子修）、吳鑑泉、許禹生、劉恩綬、劉彩臣、姜殿臣及吳圖南偕相拜訪宋氏，與宋推手，多莫能自持。許禹生之傳人王新午先生所著太極拳法實踐中之宋書銘之太極拳一節敘述甚詳，讀者可參閱。

三、凌山（滿族人）與全佑、萬春（漢族）三人皆爲端王府之護衛，從學於楊露蟬，後拜楊班侯爲師。三人一善剛一善柔化一善發人，各得老先生之一體，有筋骨皮之分的傳說。

四、白雲觀在北京復興門外，爲北京最古老之道觀之一，據說自金元以來就有此觀。內塑邱眞人像，白皙無鬚眉。早年每逢正月自初一日起，開廟十九日，香火很盛，車水馬龍，遊人絡繹。觀內曾有老人堂一所，皆道士之年老者居之，雖非神仙而年過百齡者時所恒有，亦修養鍛煉之明徵也。

五、陳長興（1771—1853）河南溫縣陳家溝陳卜家族世系之第十四世人，爲陳家溝拳師，早年練祖傳砲捶，後遇蔣發改學太極拳。

六、楊露蟬（楊福魁1799—1872）河北省（昔直隸）廣平府永年縣人，曾至河南溫縣陳家溝入陳長興功房學太極拳多年，盡得其秘，後携子楊班侯、楊健侯進北京，聲名大盛，爲近代太極拳之開拓者，著名楊氏、吳氏等太極拳流派之宗祖。

七、武河清字禹襄（1812—1880），河北永年縣人，傳其甥李亦畬（1832—1892）。李傳郝和，字爲眞（1849—1920）。郝傳其子月如（1877—1935），稱武氏太極拳。郝又傳孫祿堂（1860—1932）稱孫氏太極拳。

八、見武河清（武禹襄）的外甥李亦畬所著五字訣之太極拳小序，及武河清之孫武萊緒所寫之先王父廉泉府君行略，皆提及研究月餘，奧妙盡得之句。

附錄：宋氏太極功源流支派論

宋遠橋記

所謂後代學者不失其本也。自余而上溯。始得太極之功者。授自唐代于歡子許宣平。至余十四代。有斷亦有繼者。許先師係江南徽州府歙縣人。隱城陽山。即本府城南紫陽山。結簷南陽辟穀。身長七尺六寸。髯長至臍。髮長至足。行及奔馬。每負薪入市販賣。獨吟曰。負薪朝出賣。沽酒日夕歸。借問家何處。穿雲入翠微。李白訪不遇。題詩望仙橋而回。所傳太極功之拳名三世七。因三十七式而名之。又名長拳者。所云滔滔無間也。總名太極拳三十七式。名目書之於後。

四正　四隅　雲手　彎弓射雁　揮琵琶　進搬攔　簸箕式　鳳凰展翅　雀起尾　單鞭　上提手　倒攆猴頭　摟膝拗步　肘下捶　轉身蹬脚　上步栽捶　斜飛式　雙鞭　翻身搬攔　玉女穿梭　七星八步　高探馬　單擺蓮　上跨虎　九宮步　攬雀尾　山通背　海底珍珠　彈指　擺蓮轉身　指點捶　雙擺蓮　金鷄獨立　泰山生氣　野馬分鬃　如封似閉　左右分脚　掛樹踢脚　推碾　二起脚　抱虎推山　十字擺蓮　此通共四十二手。四正四隅。九宮步。七星八步。單鞭。雙鞭。雙擺蓮在外。因自己多坐用的功夫。其餘三十七數。是先師我傳也。此勢應一勢練成。再練一勢。萬不可心急齊用。三十七勢。亦無論何勢先。何勢後。只要一一將勢用成。自然三十七勢。皆化爲相繼不斷也。故謂之長拳。脚趾五行。懷藏八卦。脚之所在。爲中央之土。八門五步。以中央爲準。俞氏太極功。名曰先天拳。亦名長拳。得唐李道子所傳。李道子係江南安慶人。至明時嘗居武當山南岩宮。不食火食。第啖麥麩。故人稱之曰麩子李。又稱夫子李。見人不語他。惟曰大造化三字。然既云夫子李係唐時人。何以知明時之夫子李。即是唐代之夫子李。緣予游江南涇縣。

訪俞家。方知俞家先天拳。亦如予之三十七式。太極之別名也。俞家太極功。係唐時李道子所傳。俞氏代代相承。每歲必拜李道子之廬。至宋時尙在也。越代不知李道子所在。嗣後予偕俞蓮舟游湖廣襄陽均州武當山。見一道人蓬頭垢面。呼俞蓮舟曰。徒再孫焉往。俞蓮舟怒曰。汝係何人。無禮如此。我觀汝一掌必死。道人曰。徒再孫我看看你的手。蓮舟怒極。進步連掤帶捶。但未依身。蓮舟擊出尋丈外。平空落下。未跌傷筋骨。蓮舟謂道人曰。你總用過功夫。不然能敵我者鮮矣。道人曰。汝與俞淸慧俞一誠相識否。蓮舟悚然曰。此皆予上祖之名也。急跪曰。原來是我之祖師。李道子曰。我在此數十寒暑。未曾開口。汝今遇我大造化哉。汝來吾再授汝些功夫。自此蓮舟不但無敵。並得全體大用矣。蓮舟與余常與張松溪張翠山殷利亨莫谷聲相往還。後余七人再往武當山拜李祖師未遇。於太和山玉虛宮見玉虛子張三丰。三丰張松溪張翠山師也。三丰洪武初即在此山修練。余七人在山拜求請益者月餘而歸。松溪翠山拳名十三式。亦太極功之別名也。李道子所傳蓮舟口訣曰。

無形無象　全身透空　應物自然　西山懸磬　虎吼猿鳴　泉淸河靜　翻江播海　盡性立命。

商務印書館 📖 讀者回饋咭

請詳細填寫下列各項資料，傳真至 2764 2418，以便寄上本館門市優惠券，憑券前往商務印書館本港各大門市購書，可獲折扣優惠。

所購本館出版之書籍：＿＿＿＿＿＿＿＿＿＿＿＿＿＿＿＿＿＿＿＿＿＿＿＿

購書地點：＿＿＿＿＿＿＿＿＿＿＿＿　姓名：＿＿＿＿＿＿＿＿＿＿＿＿

通訊地址：＿＿＿＿＿＿＿＿＿＿＿＿＿＿＿＿＿＿＿＿＿＿＿＿＿＿＿＿

電話：＿＿＿＿＿＿＿＿＿＿＿＿　傳真：＿＿＿＿＿＿＿＿＿＿＿＿

電郵：＿＿＿＿＿＿＿＿＿＿＿＿＿＿＿＿＿＿＿＿＿＿＿＿＿＿＿＿＿＿

您是否想透過電郵收到商務文化月訊？　1□是　2□否

性別：1□男　2□女

年齡：1□15歲以下　2□15-24歲　3□25-34歲　4□35-44歲　5□45-54歲
　　　6□55-64歲　7□65歲以上

學歷：1□小學或以下　2□中學　3□預科　4□大專　5□研究院

每月家庭總收入：1□HK$6,000以下　2□HK$6,000-9,999　3□HK$10,000-14,999
　　　　　　　　4□ HK$15,000-24,999　5□HK$25,000-34,999　6□HK$35,000或以上

子女人數（只適用於有子女人士）1□1-2個　2□3-4個　3□5個以上

子女年齡（可多於一個選擇）1□12歲以下　2□12-17歲　3□17歲以上

職業：1□僱主　2□經理級　3□專業人士　4□白領　5□藍領　6□教師
　　　7□學生　8□主婦　9□其他

最多前往的書店：＿＿＿＿＿＿＿＿＿＿＿＿＿＿＿＿＿＿＿＿＿＿＿＿

每月往書店次數：1□1次或以下　2□2-4次　3□5-7次　4□8次或以上

每月購書量：1□1本或以下　2□2-4本　3□5-7本　4□8本或以上

每月購書消費：1□HK$50以下　2□HK$50-199　3□HK$200-499
　　　　　　　　4□HK$500-999　5□HK$1,000或以上

您從哪裏得知本書：1□書店　2□報章或雜誌廣告　3□電台　4□電視　5□書評/書介
　　　　　　　　　6□ 親友介紹　7□商務文化網站　8□其他 (請註明：＿＿＿＿＿＿)

您對本書內容的意見：＿＿＿＿＿＿＿＿＿＿＿＿＿＿＿＿＿＿＿＿＿＿＿＿

＿＿＿＿＿＿＿＿＿＿＿＿＿＿＿＿＿＿＿＿＿＿＿＿＿＿＿＿＿＿＿＿＿＿

您有否進行過網上買書？　1□有　2□否

您有否瀏覽過商務文化網站（網址：http://www.commercialpress.com.hk）？1□有　2□否

您希望本公司能加強出版的書籍：

1□辭書　2□外語書籍　3□文學/語言　4□歷史文化　5□自然科學　6□社會科學
7□醫學衛生　8□財經書籍　9□管理書籍　10□兒童書籍　11□流行書
12□其他（請註明：＿＿＿＿＿＿＿＿＿＿＿）

根據個人資料「私隱」條例，讀者有權查閱及更改其個人資料。讀者如須查閱或更改其個人資料，請來函本館，信封上請註明「讀者回饋咭-更改個人資料」

九龍紅磡

鶴園東街4號

恆藝珠寶大廈二樓

商務印書館（香港）有限公司

顧客服務部收

請貼郵票

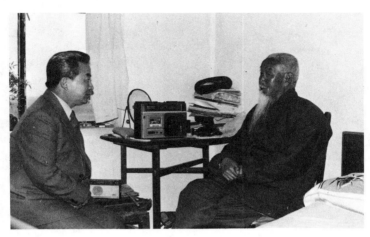

吳圖南先生在家裏向編著者講太極拳術

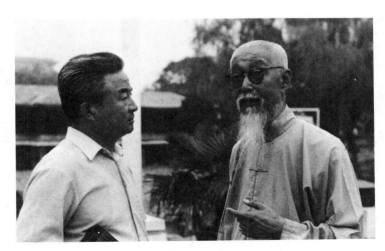

吳圖南先生向編著者口傳心授太極拳術

佚聞

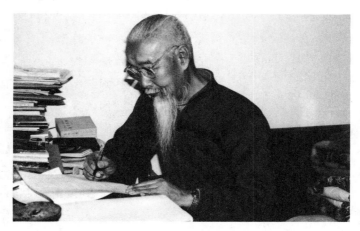

吳圖南先生在校閱《太極拳之研究》稿件

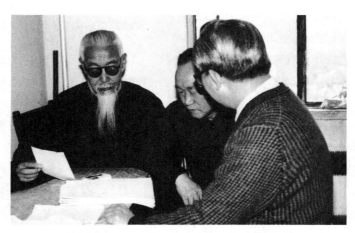

吳圖南先生與友好及編著者商磋《太極拳之研究》稿件

編著者按：研究歷史，除了研究文字史料外，傳說和軼聞也是很重要的東西，尤其要研究中國的武術史。自古武夫多不習文，著述很少，又因爲武術沿用口傳心授的教學方法，所以武術前輩親身的經歷和他們的見聞，是十分珍貴的歷史資料，應當搜集整理和保存下來，供後學研究。

關於太極拳的近代發展情況，尤其是楊露蟬進京以後的情況。我接着上次談到楊露蟬和李伯魁去陳家溝找陳長興學太極拳的事來談。

楊露蟬因病入功房　受慾惠失手斃和尚

楊露蟬原來是在永年縣南關大和堂中草藥舖當抓藥的，因生了痞癩病，就跟李伯魁同去陳家溝入陳長興功房學太極拳。身體練好了，功夫學成了，他們又回到永年縣去。當地有些人都找楊露蟬學拳。那時有個最大的紳士家庭叫武家，有位叫武河清的號叫禹驤的人，他的弟兄都是進士出身，在外邊做官，武河清留在家裏守業。他曾練過弓刀石，準備考武進士。因爲沒有練成，又去請教楊露蟬，老先生因爲教了些人都不成材，很灰心，只叫二兒子楊班侯（註一）教武河清。武自恃他的財富，對老師很傲慢，楊班侯也不樂意教他。武河清對楊氏父子很不滿意說：老露先生（楊露蟬）和他二兒子班侯，對太極拳很緘密，不肯輕易示人。後來武河清去

趙堡鎮跟陳清萍學技，跟永年縣南關一個廟裏的和尚交惡，爲了私人恩怨結仇很深。這個和尚是練少林拳的，功夫很好。武河清慫恿楊露蟬跟和尚比武，他說：如打死他是最妙了，和尚是出家人，沒有兒女，死了也沒人追究。何況我有錢有勢，無所顧忌。楊露蟬不知其中祕密，二人交手時，和尚猛擊楊一捶，楊用太極拳的搬攔捶還擊，正中和尚胸口，把和尚打成重傷，不久病死。誰知和尚的走動很大，廟裏其他的和尚投官告狀，要楊露蟬抵命。楊找武問此事如何解脫，武說：不要緊，我先送你去北京躲避一下，這裏的事由我了結。這樣楊露蟬帶着二兒子楊班侯、三兒子楊健侯（號鏡湖）進了北京。

父子初進京，張家教家館

武河清有個哥哥叫武汝清（號酌堂），在北京刑部四川司任員外郎。他在四川司裏有個同事姓張，二人提及楊露蟬的事，張說：我有個弟弟很愛練拳，能否請他們到我家裏去拜爲老師呢。於是武汝清就把楊露蟬父子三人介紹到張家去教拳。

提起張家來，他們對太極拳的發展影響甚大，但是這段歷史近代很少人提及，幾乎被湮沒，原來和武汝清同事的那人是張家的老大，是抱養的兒子，後來張家接連又生了幾個兒子，學拳的是老四，名叫張鳳岐。因

他體胖，都叫他張四胖子。張家當時在北京西郊四王府（註二）開設天義醬園，這家醬園很大也很有名氣。他們有兩千多口大缸做醬菜，還從保定府一個有名的懷茂醬園請了位醬把式叫侯得山的主持醬菜的技術。他們醬的菜，既有保定府醬菜的味道，又有北京玉泉山水清香芳冽的氣味，因而醬園在北京大享盛名。滿清慈禧太后有一次到香山臥佛寺登高，想吃點醬菜，侍從到天義醬園買了些醬菜，太后一吃非常可口，於是就指定天義醬園做爲她的御用醬園，每天清晨套上一輛車，把各種醬菜拉上，天還沒亮進西直門。車上插有一面龍旗，所到之處通行無阻。到了皇宮，把醬菜送到御膳房裏去。這樣天義醬園的名氣就更大了。天義醬園在海淀有兩家分店，一家在老虎洞叫天義盛，一家在海淀東岔叫天義茂。楊露蟬父子三人曾一度暫住在海淀，等張家給老師佈置好居所之後才搬到四王府去。因爲張家是四王府的大財主，住的房子很大，當中院子是住宅，院子左側是義學。義學是張家出錢辦的，香山附近貧苦兒童沒錢唸書的，都到義學去上學讀書，不收學費還供給書本文具和衣服飲食，所以叫義學。院子右側是粥廠，每天早晨和晚上施捨兩遍粥。粥很稠像米飯似的，八旗子弟（註三）生活貧困的都到粥廠打粥飽腹，所以張家頗受附近居民的歡迎。張鳳岐把楊露蟬父子三人接來之後，在正院騰出一層房子，叫老師住正房，招待得很豐盛，同時對老師彬彬有禮，楊氏父子感到很滿意。張鳳岐很用心學太極拳，進步很快。那個叫侯得山的醬菜把式跟着學練，也學的很好。當時有知道的，一提及他們就說：張四胖子侯得山。成了諺語。

漪貝勒請老師，攝政王調紛爭

那時候北京有個端王名叫載漪，他尚未襲王位叫漪貝勒（註四），他管理三旗事務，管的是香山八旗、圓明園八旗、外火器營八旗。此人性情剛烈，喜歡騎射和狩獵。當時北京香山一帶甚是荒涼，有獐狍野鹿，有時還有豹出現。漪貝勒每逢到香山打獵回來，都到天義醬園張家小息。張家自然恭敬招待，又因是御用醬園，故賓主一直十分融洽。漪貝勒見到楊露蟬父子在張家教張鳳岐練拳很有成效，就提出要接去端王府教拳。張鳳岐不同意，認爲老師是我請來的，你雖然有錢有勢，但我的勢力也不弱，我是紳士。雙方爲這件事相持不下，漸漸地鬧出些風波，傳到朝廷上也知道了。按當時比起來是漪貝勒勢力大，但清朝時代一切事情都須根據大清律例來辦事，不能隨便仗勢欺人的。另外朝廷上的御史很厲害，御史相當於現代的檢察官。而且有些御史唯恐天下不亂，有點事情發生就可以上奏摺，那怕是聽說的一件事，他就可以往朝廷參奏。這兩家的事如果被參奏，叫皇上及太后知道了，事情就麻煩了。後來攝政王（註五）奕譞，就是光緒（載湉）皇帝的父親知道了，他怕事情鬧大，就親自去京西四王府張家調解此事。那時候攝政王是代表皇上的，張鳳岐趕快迎駕，然後請問攝政王光臨寒舍有何指示。攝政王說：你與漪貝勒為一位老師發生爭執，這樣不好，我跟你談談可不可以這樣辦：每月由初一日到十四日，老教習在端王府，由十六日到月底在你這裏；老教習的兩個兒子上半月在你這裏，老教習回你這裏時，他們則去端王府。這樣不就兩全其美了嗎，也免得外邊有不良的印象，對你們雙方都沒有好處的。張鳳岐忙表示謹遵指示，感激攝政王駕臨調解紛爭。這樣漪貝勒才親自去天義醬園張家請楊露蟬，就地舉行典禮，磕頭拜了老師。自此楊露蟬父子三人又被請到端王府教太極拳。

楊露蟬神技營獻技　楊班侯端王府克敵

載漪本身原來會些拳術功夫，他也管理當時的神技營，於是他任命楊露蟬為神技營的總教習。那時神技營裏有許多著名的教習如：雄縣劉劉仕俊（練岳氏散手），練形意拳的郭雲深，練八卦掌的董海川，摔跤的周大惠（右翼）大祥子（左翼）等人。當大家見到楊露蟬時，看他身體魁梧，精神飽滿，似有一定的功夫，大家對他都很恭敬，要求漪貝勒請總教習給大家練練拳。於是楊露蟬練了一趙太極拳。練完之後大家自然都叫好，因為這是在官場上，不免客套一番。但在背後裏却有許多非議，認為京師的神技營是神技。技術是最優秀的地方，但新請的這位總教習不是練武的。因為武術要打飛脚、撑旋子，他却是軟綿綿的，雖然動作如行雲流水綿綿不斷，但看不出什麼技術來。有的人要挑釁，但又不敢針對總教習，因他官職大（那時大一級壓死人的），於是就想在楊班侯身上打主意。

有一天在端王府漪貝勒正在跟楊露蟬學拳，其他教習也在一旁侍候觀看。端王府大堂的台階有七層，楊班侯正在台階上背靠柱子坐着抽水煙袋，前邊台階下是一片空地。這時候摔跤的教習大祥子（左翼）走過來，站在台階下邊面對楊班侯，大祥子身體高大魁梧超過任何人，他高到什麼程度呢，我曾經跟他比過，我的身裁比一般人不算矮了，但我僅到他的胸口。大祥子在台階下抬起右腿，把右脚踩在台階棱上，左脚站在地上。這時楊班侯左手拿着水煙袋，右手拿着一支火紙媒子（按：相當火柴）正在一吹一抽。猛的大祥子用右手掐着他的左胳膊肘，左手伸手將楊班侯的水煙袋和手腕一起攢住，說道：你下來吧。用力往下就拉，楊班侯用太極拳的勁兒，左胳膊肘往下一沉，大祥子因爲右脚踩住台階當了軸承，眼看身子懸起上身前傾，頭要撞到柱子上，忙往回抽身，楊班侯趁勢一撒手，就聽撲通一聲，大祥子向後跌了個倒仰躺在地上。溥貝勒一見忙問什麼事啊。大祥子爬起來說：回貝勒爺，是我跟二先生鬧着玩呢。大家見狀不由得暗自發笑。後來溥貝勒把大祥子和周大惠二位摔跤的教習找來，引薦他們拜楊班侯爲老師。由於有了師生關係，就平靜下來了。

端王府花園比大槍　溥貝勒設宴息風波

　　一事平息又生二事，雄縣劉（劉仕俊）大槍扎的很好，天天拿槍在端王府後花園的月牙河邊上練。楊班侯也在那裏練槍。一天溥貝勒看二位教習練槍，當時正值春天，楊柳爭春，小橋流水，景色十分秀麗。溥貝勒一時興起說：你們二位扎扎對槍好不好。二人說好於是就扎起來。可是扎了半天都是你扎我躲，我扎你躲。溥貝勒看的不耐煩說：二位扎點好的有沒有。楊班侯說：貝勒爺要瞧好的，我們重新扎。這時候雄縣劉想藉此機會把楊班侯贏了，也挫一挫他父親楊露蟬的銳氣。二人一搭槍，雄縣劉用大槍一攔一拿，跟着往前就一扎。說時遲那時快，楊班侯當他用槍攔時，自己的槍隨他一轉，劉一

拿時又隨他一轉，等他一扎槍時，楊班侯用槍在他的槍桿上一點，雄縣劉站立不住向後倒退了兩步，身體一歪一脫脚就掉進月牙河裏。因爲是春天，月牙河裏的水不多。劉抱着大槍由河邊爬上岸，楊班侯趕快過去道歉，並請他回房換衣服。劉走了之後，溥貝勒叫楊班侯看看雄縣劉去。溥貝勒說：他一定捲行李要走，你去看看務必把他挽留住，因他有他的用處的。楊回房一看，劉果然收拾行李要走。楊婉言解釋，費了一番唇舌，等說的彼此融洽了，溥貝勒又請二位教習吃飯。這一場風波才又算平息下去。其後還有些事情發生，等有機會再談。

父子敎拳三府輪流轉　漢滿蒙護衛齊拜師

　　另外北京東城乾面胡同多羅淳郡王府（東府）的載治（號四安），聽說端王（西府）請了位好老師，就找他哥哥載漪商量，也要請到東府受敎。端王考慮了一下說：好辦，把我這邊的十四天分一半時間給東府，叫楊露蟬和他兩個兒子輪流在兩府各敎七天。這樣一來連同天義醬園張家在內，就變爲在東府、西府、四王府張家三處輪流轉了。

　　楊露蟬在端王府時，端王曾分管三個八旗事務，端王的護衛有漢滿蒙之分。楊露蟬曾敎過三個護衛，他們是：凌山（滿族）、全佑（蒙族）、萬春（原名朱萬春，漢族。

42

他是明朝皇室的後人，故編入漢旗。後來略其姓稱為萬春）。有一天東府的載治到端王府，正趕上端王出去打獵，載治叫三位護衛陪他玩太極拳。才一推手，三人都不成，站立不穩動若風搖。後來端王回府，載治和他論及此事，載治說：請問他們三個人是護衛你的，還是你護衛他們。端王聽話裏有話，答道：當然是護衛我的。載治說：他們三個人連我都護衛不了，你說該怎辦。端王沉思了一下說：這件事問問老教習吧。於是命人請楊露蟬父子來一起用飯。那時端王等人很尊師的，酒過三巡，菜過五味，端王提及此事，載治說：請老先生栽培栽培吧，好叫他們名符其實。楊露蟬笑道：只要他們好好練，由現在起我要好好的教他們。三年之後必然有一番新面貌。端王把三個護衛叫過來給老教習道謝。他們說：我們拜老師得了。按端王的意思認為可以拜老師。但是楊露蟬一想，不成，自己是王爺的老師，不能叫護衛跟王爺同級的，因為那時候是階級社會，只好叫三人拜楊班侯為師，但實際上三人的太極拳還是楊露蟬教的。

溥侗（溥西園）拳劇稱雙絕
四王府張家後人敘舊

楊露蟬所教的人裏以載治練的最好，因為他是文武兼備。載治的兒子溥侗（號西園）喜歡唱戲，是位大戲劇家，戲劇界人仕稱呼他為侗五爺（又名紅豆館主）。他是戲劇全材，文武崑亂不擋，戴上鬍子可以唱鬚生，拿起傢伙可以唱武生，打上臉就唱黑頭，加上白就是架子花，剃掉鬍鬚唱青衣花旦……。他還精於崑曲。他能把太極拳運用到戲劇中去，他練槍練刀每一個動作都舒展大方，輕靈活潑。加上戲劇的藝術，真稱得上是珠聯璧合。我們兩個人很要好，相處了幾十年，常談起楊露蟬父子的事蹟。他說楊露蟬身體很魁梧，楊班侯是個細高個兒，很英俊。楊健侯人稱三先生，個子介乎父兄之間，較高，較魁梧。三人之中當然以老先生技藝最好，楊班侯的技藝是老先生之下的第一人，三先生比其父兄略差一些，但比一般的則高深很多了。溥侗還常談東府、西府以及四王府張家的過從往事，跟我所見聞和調查了解的完全相符。

天義醬園張鳳岐的兒子中過舉人，他的孫子張伯允也練的不錯。我在北京西山教書時住在山南（紅山頭南），他住在四王府，我們時常在業餘相互往來，研究太極拳的始末來源和套路異同等問題，一起切磋琢磨，也時常談及楊露蟬父子怎樣到北京和當時的真象。有人傳說楊露蟬是武汝清給引薦到端王府的，其實不是，是經武介紹到張家之後才到端王府的。所以張家起到一個重要的橋樑作用。沒有張家，則太極拳進入不了端王府，也沒有其後的廣爲流傳了，這是太極拳發展的重要轉折點。但過去很少人知道，也從無人提起過。張伯允約在一九三〇年以前逝世的，那時我到南京去，等回來時才知道他已死掉。張伯允有個兒子叫張墨穎，那時他母親還活着，我曾看望過他們，談了許多往事。很可惜張家所練的太極拳後繼無人了。

寫武術史要客觀地保存歷史的眞實性

關於寫歷史我主張第一不寃枉古人，第二不欺騙今人，第三不欺騙後世。要把歷史的眞象實事求是地、眞實地記載下來。中國古代的聖賢都要問政於民，像孟子還訪問東魯的野人，孔子問禮於老子，所以敏而好學不恥下問並非壞事而是好事。希望寫歷史的，尤其是寫武術史的各位學者專家，都要抱着實事求是的態度，不要主觀要客觀的保存歷史的眞實性。比如提到張三丰，現在有些人反對，說張三丰是老道。我認爲技術本身是沒有階級性的。少林不是和尚嗎，既然和尚可以叫少林拳，老道爲什麼不可以叫太極拳，這是不合理的一件事。張三丰到華山拜火龍眞人爲師，經過許多年的調查研究，只知道火龍眞人的名字叫賈得昇。至於他的出身鄉里，造詣有多深，活了多大歲數就無從查考

了。但是他是陳摶（陳圖南）唯一的好弟子。有的書上寫道火龍眞人是圖南高弟。我去調查武當山（註六）的第一印象就是玉虛宮。玉虛宮裏就有張三丰坐着的銅像。那時我們搞考古的隨身帶有量器。拿尺一量，銅像整一米四高，文化大革命之後有人說銅像給打壞了，也有人說沒打壞，現在均縣博物館內保存起來。因爲沒親自去看過，就無從證實此事了。我訪問武當山時，聽傳說張三丰的事蹟與我談的大致相同。那時廟裏的老道還能比試太極拳。因爲年代久遠，他們又不是專業，他們所練的在形式上和套路名稱上略有不同，但大致上還是差不多的。張三丰所練的太極拳往上追溯，跟許宣平的三十七式大致相同，次序上有所顛倒。後由張三丰加上七個腿法，這就是所謂張三丰是發明者的說法了。其實太極拳淵遠流長，張三丰只不過是集其大成的一代宗師。總之程靈洗、許宣平、程珌、張三丰、王宗岳、蔣發、陳長興、楊露蟬……等對太極拳都能承上啓下，繼往開來，都有發明和創造。我們說他們是太極拳宗師或祖師有什麼不妥呢。以上是略述太極拳自南北朝至清朝的簡史，目的在正本清源，使練太極拳的人知道太極拳的始末眞象。這不僅對中國，對世界太極拳運動也是有益的。

【註解】

一、楊班侯（名鈺，人稱二先生。1837—1892）幼年隨父楊露蟬習太極拳，終日苦練其父仍不使少息，且備受鞭撻，幾至逃亡。性剛强，善用散手喜發人。往往出手見紅，功屬上乘。其侄楊少侯之拳技多得自此人。

二、京西四王府，地名。現在的香山公園前萬安公墓一帶。前爲玉泉山。這一帶皆爲北京的風景遊覽區。

三、滿洲戶口皆以兵籍編制，分爲正黃、正白、正紅、正藍、鑲黃、鑲白、鑲紅、鑲藍共八旗。蒙人漢人歸附者又分設蒙古八旗與漢軍八旗。今去香山公路上仍有鑲紅旗、正藍旗等地名。

四、清制的顯爵有五，即親王、郡王、貝勒、貝子、公。

五、代君主行統治大權者稱攝政。君主未成年則舉其統系最近之人爲攝政。以君主之名行事。清第一代醇王奕譞與第二代醇王載灃皆做過攝政王。

六、武當山在今湖北均縣內，又叫太和山，有二十七峯、三十六巖、二十四洞等名勝。相傳是眞武修道白日昇天之處。後人謂此山非眞武不足以當之，更名武當山。又因相傳張三丰曾在此山修煉授徒，故其所傳之拳（名內家拳亦名太極拳）稱武當派。

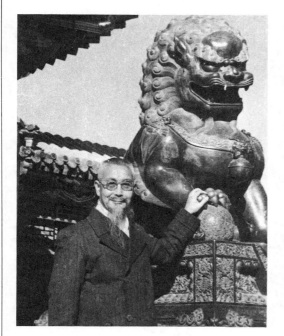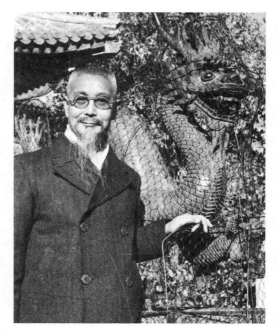

吳圖南先生北京郊遊留影

調研

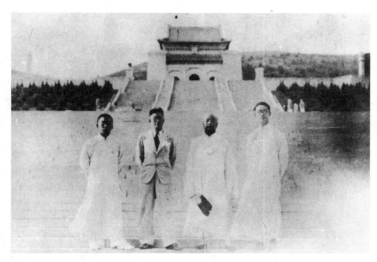

吳圖南先生與太極拳宗師吳鑑泉先生（右二）及著名
太極拳家徐致一先生（右三）早年合影於南京中山陵前

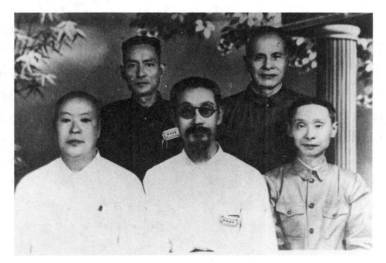

吳圖南先生於中國北京第一屆全運會上與武林朋友合影
中國武術運動協會主席鄭懷賢先生（後排右一）
著名太極拳家李雅軒先生（前排左一）
太極拳理董辯僞合編作者徐哲東先生（前排右一）
柳惕怡先生（後排左一）

我想談談早年去河南陳家溝訪問調查的情況。在1917年我去河南省焦作，我打聽這裏距離陳家溝只有二十華里，於是我由焦作又到了溫縣，因爲陳家溝屬於溫縣。到了溫縣之後，我找縣教育科請求他們幫助這次調查。

訪問陳家溝，陳鑫做介紹

溫縣教育科答應了並向我介紹說陳家溝這個村當時唸書的人很少，只有一位叫陳鑫（註一）的，是比較有聲望的讀書人。於是他們陪我去找他。出了溫縣縣城往東北不遠就是陳家溝，那時陳家溝是有一道溝，溝邊有個大土坡，據說現在把土坡推平了。找到陳鑫開始談話時他有些顧慮，因爲我們是由北京來的，他不知道有何事情，後來解釋清楚了，他弄清我們是調查陳家溝太極拳的事，他才跟我們談了起來。他自己是村裏的私塾教師，他開設的私塾叫啓蒙學塾。

陳鑫跟我們介紹的很詳細，他說陳家溝這個村，每年在秋收以後農活幹完了，就在場院裏辦少林會，陳家溝的人會練的都到那裏練，多少年來一直是這個規矩。他們陳家是世傳練砲捶的，屬於少林拳。據說他們家傳習砲捶已有幾百年的歷史，村裏的人管他們叫砲捶陳家。

遇到蔣發敎的太極拳傳人

我們問陳鑫既然你們是練砲捶的，那麼太極拳怎麼會到你們家的呢？陳鑫很樸實他說：陳氏族人陳長興有一年秋收後率子侄徒弟等在場上練拳，這時從村外來了一個人站在外圍觀看，看到熱鬧時他失聲哈哈一笑，他自知失禮轉身急走，陳長興在後邊猛追，追了一段路眼看追上，陳長興伸手在那個人肩頭一抓，那人一回頭，陳就跌出去摔倒在地。陳長興爬起來就要拜師。此人就是西安開豆腐房的蔣發師傅，因回河南探母路經此地。後來蔣發和陳長興相約三年之後再相見。蔣發如期再來陳家溝，陳長興就把他接到家裏拜師學太極拳。

正在談着的時候，由外邊進來一個人，陳鑫介紹說：他叫杜育萬，他也是練太極拳的。我們便問杜育萬所練的太極拳的情況。杜告訴我們他練的太極拳是河南開封蔣發傳來的，跟楊露蟬所練的是同一個套路、同一個名稱，也是由預備式、攬雀尾、單鞭、提手上勢、白鶴亮翅……等完全一樣。杜說：我們練的太極拳不是家傳的，是師傳徒一輩一輩師承下來的，最早時我們的上輩是在蔣發敎陳長興練的時候，也在場跟着輔學的。我們也給蔣發一些供養的。談話以後杜還約來幾個人練了練，我們看到他們練的套路是和楊家所傳的一樣。經過調查知道，陳家溝在那時候還有一支由蔣發直接教傳的人，尚存有蔣發的太極拳歌訣數首。陳鑫還談到陳長興是個直腰漢，形似木鷄，人稱牌位先生。他跟蔣發學拳時，蔣發先教他練些輕鬆的功夫，慢慢地身上不僵硬了，才教他練太極拳。又據說蔣發在陝西西安開豆腐房時，跟西安一位姓王的老師學的。這位王老師就是王宗（王宗岳）的後人。

陳鑫說陳家溝陳氏族人聽說陳長興拜蔣發爲老師學太極拳，認爲是砲捶陳家的恥辱，因此從此不准陳長興再教砲捶，只許他教外學的太極拳。所以楊露蟬和李伯魁在陳長興功房裏練的是太極拳。而陳家溝其它陳氏子弟仍然練家傳的砲捶的。

陳鑫發奮著陳氏太極拳圖說

陳鑫談到他自己時說他們兄弟二人，哥哥叫陳垚。他很感慨地說他父親讓他學文，讓他哥哥學武。結果他哥哥當了守備（相當區長）。他因唸書一無所成，只當個私塾的教師。他跟我們說，要發奮寫本書，書名叫陳氏太極拳圖說。我問陳鑫會不會練拳？他說我旣不會練砲捶也不會練太極拳。我說這就奇怪了，你旣不會練那你是怎樣寫法呢？他說他熟讀易經，旣然叫太極就離不開易經，我把易經裏卦的變象等等寫出來，插上圖，

再把家裏人練的砲捶往一起一湊，就是一趟太極拳。他還說太極拳在北京很時興，漸漸地南方也有了，正是好時機。我們還勉勵他等寫成時大家再幫助他想想辦法。

至於陳鑫的書爲什麼用圖說二字，因爲宋朝時有陳希夷和二程以及邵康節等人，他們都曾做過太極圖說，陳鑫也就用這個名稱。至於書的內容，只求能以易經解說通了就成了，他的目的在於解釋易經，而不在於解釋太極拳。對這件事陳鑫跟我解釋說，他這本書拿出來不一定適合太極拳，因爲他的目的不在這裏。

兩個陳王庭錯把功名換

陳鑫還陪同我們到他家的墓地看了看。我們看到陳家第九世祖陳王庭的墳墓，前邊有一個小石碣上寫武庠生。武庠生就是後來的武秀才，相當於今天的小學畢業。可是顧留馨先生把陳王庭誤認爲明末的一個軍事家、也叫陳王庭的身上，說他有多大的功績，怎麼能打仗等等。顧留馨先生引證的陳王庭是明朝的文進士，任巡按御史兼監軍御史；陳鑫祖先陳王庭是武庠生，是個秀才，這是一個不相符。明史上寫的陳王庭是河北盧龍縣人；陳鑫祖先陳王庭是河南省溫縣陳家溝的人，這根本是兩個人。爲什麼弄錯呢？我推測是有人利用明朝做大官來號召，以壯大陳

氏太極拳的聲色而已。據知不久前顧留馨先生曾以讀者來信的形式給《體育報》寫了一段稿，他說關於陳王庭的事他引用資料引錯了，本應及時修改，但因所寫之書沒有機會再版，等以後再版時糾正過來。我認為他這樣做是對的，是按治學的辦法，有錯就改，尤其對史料問題更要如此。（附：顧留馨更正錯誤的文章）

悶來時造拳，造的不一定是太極拳

有人拿陳王庭（註二）的半首遺詞指證太極拳的創編人就是河南溫縣陳家溝陳王庭。這首詞裏說：到而今，年老殘喘，只落得黃庭一卷隨身伴，悶來時造拳……。練太極拳怎麼會愈練愈咳嗽痰喘呢，這就很不對題。後面又說造拳，根據邏輯學來說，造拳二字不一定是造太極拳。就好像說馬是四條腿的獸，可以；因為正常的馬是四條腿。如果反過來說四條腿的獸就是馬，就不一定了，因為驢也是四條腿、老虎也是四條腿。那麼他說的悶來時造拳，你怎麼能說他造的就是太極拳呢，這不合邏輯。

可是到現在，所謂的陳氏太極拳還自稱為創始人，還自以為是的那樣練。如果說陳家是什麼創始人、發明人，那只可以說陳氏太極拳確是由紀效新書的拳經三十二勢（註三），拿出其中二十九個姿式所組織而成的。至於

太極拳則是由張三丰傳到王宗岳，由王宗岳傳到蔣發，由蔣發傳到陳長興，後由陳長興傳到楊露蟬。一直到現在它的名稱既不變，套路順序也不變，這和陳氏的東西是風馬牛不相及。當前太極拳運動仍在挖掘整理、提高發展之中，他們的東西只可做為資料，有這麼一種砲捶而已。至於說他那東西就是太極拳，我個人的看法，不那麼合適。

太極拳研究會議，陳發科自認列席

大約在1950年中華全國體育總會在北京成立以後，北京市也成立了一個民族形式體育委員會，主任叫張甄。他曾在北京市東城區八面槽大街召開過一個叫太極拳研究委員會議。我被邀請去參加開會。我到那裏一看除了練太極拳的人之外，還有陳發科（註四）和高瑞洲兩個人也在場。我向主席張甄提問說：今天開的是什麼會。張甄說：開的是太極拳研究會。我問：要有不是練太極拳的人參加這個會應當怎麼辦，是算他們出席還是算列席。因為列席沒有選舉權和被選舉權。張甄說：如果不是練太極拳的當然不能算出席，可是我請的在座的都說是練太極拳的，請你看看這些人裏有沒有不是練太極拳的。我說：我提出兩個人，一個是陳發科他是練砲捶的；一個是高瑞洲他是練五行捶的。後來我又問陳發科，我說：你自己說說你到底

是練太極拳的還是練砲捶的。如果你們二位說你們是練太極拳的，今天是研究會，咱們大家就研究研究。第一太極拳就是不使勁兒，第二太極拳是用掤攦擠按採挒肘靠，前進後退左顧右盼中定為原則的。根據它然後用攬雀尾、單鞭、提手上式、白鶴亮翅⋯⋯等，是先研究其招法還是研究推手，可以看看二位是砲捶五行捶還是太極拳。這時候高瑞洲跟陳發科說：老陳啊，咱們就列席得了。陳發科說：那只有列席了，咱們不是這個玩藝兒，怎麼不列席啊。於是大家開會，他們二人算列席。這件事在現場做過文字記錄。我認為他們二位態度很好，很樸實。那次的會議開的很成功。

抽絲勁，不通文理

另外在六十年代初期，北京市東城區體育運動委員會曾召開過一次討論抽絲勁和纏絲勁的會議。從根本上說這個題目就不通文理。抽絲兩個字見於王宗岳的太極拳行功心解裏，這是個比喻。他說：練太極拳運勁就如同抽絲一樣，你如抽猛了絲就斷了，你抽的不合適時，絲又抽不出來。這是比喻練太極拳的勁，不能夠過強，也不能夠過弱，要恰如其份。這樣的比喻很多，像什麼運勁如百練鋼、運勁如開弓、發勁如放箭。有些人就是不通文理，硬把抽絲當成一種勁的名稱，還

錯誤地講什麼抽絲勁。試問難道還有什麼放箭勁、練鋼勁，這豈不是笑談？他們既然請咱們去開會，咱們就得去聽聽。如果你當時說他們不通文理，豈不是影響人家的會場。至於纏絲勁是陳家溝的人提出來的，還說什麼纏絲其精是書經（註五）上堯典裏說的。我自幼唸五經十三經（註六），堯典是書經的第一章，說的是堯王的一段事蹟，根本沒這句話。又怎麼能硬拉到太極拳之中呢，只不過是借助纏絲勁之說，好把太極拳拉到砲捶裏邊去。雖然砲捶改了些樣，又冠之以太極拳之名，相信中國和世界太極拳愛好者會加以分辨鑑賞的。

【註解】

一、陳鑫，字品三（1849—1929），河南溫縣陳家溝人。為陳卜世系之十六世人業私塾教師。曾著陳氏太極拳圖說。

二、陳王庭，又名奏庭，明末武庠生。河南溫縣陳家溝人。為陳卜世系之九世人。據說有遺詞半首曰：嘆當年，披堅執銳，掃蕩羣氛，幾次顛險！蒙恩賜，枉徒然！到而今，年老殘喘，只落得，黃庭一卷隨身伴。悶來時造拳，忙來時耕田，趁餘閑，教下些弟子兒孫，成龍成虎任方便⋯⋯。由此引出明朝做廣西道御史又創造性的結合了導引、吐納，使能在練拳時汗流而不氣喘⋯⋯的太極拳。——見顧留馨著太極拳研究之陳王庭傳。

三、紀效新書是明軍事家戚繼光（1528—1587）

所編。他爲了訓練士卒，從民間著名的十六家拳法中，吸取了三十二個姿式，稱之爲拳經三十二勢。

四、陳發科（1887—1957），爲陳卜世系之十七世人。近代陳氏之代表人物。人民體育出版社出版的陳氏太極拳其中介紹的一、二路太極拳，就是已故太極拳師陳發科晚年所定的拳式。

五、書經，中國古籍五經之一。五經包括：易、書、詩、春秋、禮，爲五經。

六、十三經之來源由漢始定五經之名。唐以周禮、儀禮、公羊、穀梁分而習之，析爲九經。列於學官。然開成間刻石國子學，則又有孝經、論語、爾雅是爲十二經也。宋列孟子於經部。故十三經之名始定。

附：1980年6月9日體育報第三版刊載顧留馨更正錯誤文章影印於下：

《太极武踪小探》读后

顾留馨

《体育报》四月二十八日刊出无谷同志《太极武踪小探》，全文大都写得很好。但在太极拳创造人陈家沟陈王廷的事迹上，把陈家沟陈王廷（家谱作王庭、族谱、墓碑作王廷）误作即为辽东巡按御史陈王庭。我以前也以为陈王廷与陈王庭同姓名、同时代、同为武职，同为蒙恩赐，以为是一人，在《陈式太极拳》、《太极拳研究》二书中我也持此说。一九六四年有读者于《新体育》上写文纠正：巡按御史陈王庭为卢龙县人，待罪于一六三〇年服毒死于家乡。《温县志》有《吴从海传》，记有"乡兵守备陈王廷"，于一六四三年率乡兵随县长吴从海击退攻城的"流贼"。我很感谢读者的指正，原拟于修订该二书时改正这个错误。由于林彪、"四人帮"的干扰和影响，未能修订再版。今无谷同志沿袭我过去的误会，现应澄清一个事实，陈家沟陈王廷创造于清初的太极拳，与巡按御史陈王庭无关。

長壽

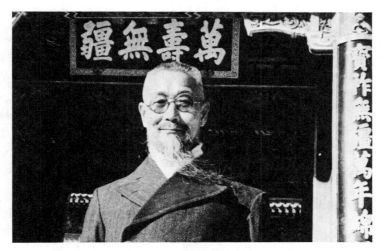

六十年代初吳圖南先生在北京頤和園留影。

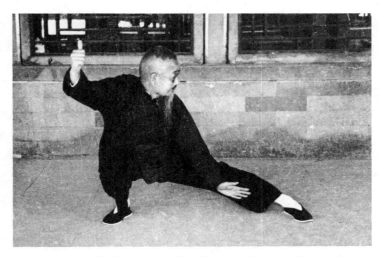

吳圖南先生練太極拳下勢（七寸靠）之英姿。

　　我想就健康長壽問題談談太極拳。在未談這個問題之前，我想先談談長壽（註一）問題，因爲現在很多人都對自己的身體健康與長壽很關心。尤其是中年和老年人（指四十五歲以上的），這些人的學識飽滿，經驗也很豐富。在中國目前的形勢下，這些人無疑成了寶貝了。他們如果能夠在社會上多服務一天，就能夠多做一天的貢獻，所以使這些人健康長壽是值得注意的一件事情。

推遲衰老是研究長壽的關鍵

　　我們先說說長壽問題。一個人的壽命並不是說非要活到百幾歲才叫長壽，這個問題你要辯證的來認識。無疑我們都是由父親母親結合而生的一個兒子或者是一個女兒，出生之後就等於是他父母給他身體播下了種子。這顆種子在人世間慢慢消耗完了，就算盡其天年了。每個人先天稟賦下來的身體資料各有不同，有的稟賦厚些，有的稟賦薄一些，由於稟賦之不同，才有壽命之長短。那麼是不是既由稟賦來決定，我們順其自然就可以了嘛，又何必去研究長壽呢？任何人都不希望也不甘心很早就離開這個地球，都希望能多活一天，多爲社會做些貢獻，多爲第二代創造點財富吧。尤其是老年人都有這麼一種心情，所以我們必須研究如何去推遲衰老來增長壽命。我的看法是，假如一個人的

先天稟賦是七十歲，那麼想辦法推遲，能活到七十一歲了，對他來說就算益壽了，再多活些年就算長壽了，不能強調他非要活到一百歲或一百多歲不可。那麼用什麼辦法來推遲衰老呢？再深入談之前，我們先做些試探。

我本身就是這個學說的試驗品

　　我今年虛渡了九十八歲了（註二），大家看我的身體還很健康，但是大家想不到我在這九十八年之中，却不是很平安的渡過來的。我出生之後就患有先天性肝炎、先天脾腫大、先天性肺結核、先天性癲癇，就是說着說着就倒下去抽起瘋來。我是這樣的一個孩子。爲什麼人家生下來身體很結實，我怎麼生下來身體就這麼差呢。這與我的先天稟賦有關係。因爲那時候我父親母親年歲都很大了，就盼望着生一個兒子。沒想到，好容易有個兒子又是病包兒（病孩子）。怕養不活，於是請了當時的名醫李子裕大夫給我治病。他是滿清太醫院的院正（院長）。給我治到九歲的時候，我的身體逐漸好轉。李大夫說：靠着吃藥治病，恐怕他根治不了也強壯不起來，必須叫他去功房練練功去。後來我祖父帶我到練功房去拜吳鑑泉老師練太極拳。跟吳老師學了八年，又由他介紹我跟楊少侯老師學了四年。這前後十二年的練功可是苦極了。比如練定勢是擺好一個姿式站在那裏，要有

一段時間不准你動轉。老師給你擺完了他去喝茶抽煙去了，可是我站在那裏大汗淋漓。好容易老師出來看你，但不是叫你休息，換個姿勢接着站。諸如此類的練功，當時急的我說：寧可病死，也不要受這種洋罪啦。幾次還想跳井自殺。後來老師責備我沒出息、沒志氣。我想一個人爲什麼叫人說沒出息呢，咬咬牙，堅持練下去。自鍛煉以後身體大見起色，不但逐漸強壯起來，連頭腦也靈活起來，精神也旺盛了。那時讀書無論十三經、史記等等全都要背誦的。比如詩經從頭一章關雎開始不但背正文，連小注都得背，到現在我全能背誦，一直沒忘。後來學西方文化，數學中的幾何、三角、微積分，以及外語等等全都背誦。因爲身體壯了，腦子愈背愈靈。這就是我在幼年時的情況和感受。

要補充身體消耗講究飲食

　　人一生下來就每天都要消耗，消耗一天就是壽命的距離縮短一天。所以我就研究，不讓它消耗行不行？不行，能不能找個幫忙的，幫助它補充它，使它少消耗。因爲它一消耗完，這個人不就完了嗎。能不能不使它全消耗淨，總有些積存，以延長壽命呢？這又是推遲衰老的主要關鍵。各位要問，你怎樣補先天之消耗呢？談起來很簡單，但是細琢磨時也比較複雜。先說地球上的東西，經過太陽的照射和各種條件的變化，產生的兩種東西：一種是五穀雜糧、菓木蔬菜，可以稱它爲隱性的東西。另一種是牛羊猪鷄等等，可以稱它爲顯性的東西。比如每天早晨起來，喝杯牛奶吃兩個鷄蛋，你覺得很舒服。假設給你一把草、一堆穀糠、一些砂子和石灰，叫你吃當然吃不下去。但是鷄吃了這些東西經過隱性的變化，就能變出顯性的東西，就是人吃的鷄蛋或者是肉食的肥鷄。我認爲一個人要吃顯性的東西，但是隱性東西不是不吃，相比之下它的作用沒有顯性的大。假如說你就吃飯不吃別的，吃個大肚子也覺得不怎麼管事。你如吃幾塊牛羊猪肉，吃些蛋魚蝦等等，吃的數量少但是很耐飢的。故我贊成人多吃顯性的東西，少吃隱性的東西。但我不是說完全不吃隱性的食物，高蛋白太多了也要出毛病。所以還須適當的雜吃，經常的吃些水菓蔬菜及雜糧是十分有益於身體的。有的記者訪問我時常常問我的飲食習慣，我告訴他們我可是跟有些書上說的什麼這個不能吃、那個要少用持不同態度的，我是鷄鴨魚肉蛋糖全都不忌的，想吃什麼就吃什麼，肥肉也吃，一天幾乎要吃一斤肉，只是糧食吃的少，蔬菜也不大吃。我還喝中國的好白酒，像茅台酒等等，抽關東煙，喝濃茶，但是身體很結實。這只是我個人的飲食習慣，拿到別人身上不一定適合的。

談談太極拳的氣

現在有許多人研究人的氣，我說的只是太極拳的氣，不是氣功談的那個氣。兩者的主要區別在於太極拳是練拳時以心行氣，氣遍周身，是這樣的氣。這氣由哪裏來的呢？一個人吃了五穀雜糧之後，五穀的精微就產生出一種氣，另外呼吸進來的空氣是一種氣，這兩種氣合起來到了胸部就叫宗氣。宗氣能支配全身，上至頭頂下至腳，四肢百體無微不至。同時它有選擇的把營養周身的東西送到血管裏，叫做營氣；把不聽話的驃悍之氣派到血管外邊，讓它通過肌肉腠理皮毛一直到周身的外邊。一個人看着好像沒有氣，其實每個人身體的外邊都有氣的，這個氣就叫衛氣，它管皮膚上毛細孔的開放和收縮，天氣冷了毛細孔併起點來，天氣熱時開放點兒，大熱了全開放人就感覺涼爽了。毛細孔還營一定呼吸作用，幫助減輕肺所負擔的呼吸作用，這些可由練太極拳得到效益的。太極拳氣的應用可以分為兩步，第一步叫做運氣，第二步叫做使氣。我們在沒有練太極拳之前先要平穩氣息身心鬆靜，不要有雜念。這時你吸氣，要慢要勻。你會感覺周身連胳膊帶腿的氣由各處往胸口處歸攏，當你慢慢呼氣時它又向各處散開，足以說明呼吸在身體裏的作用是不簡單的。運氣是當你把氣吸進來時一定要有個地方儲存，放在哪裏呢，這個地方叫丹田（註三）。丹田的位置在哪裏？找它的方法很簡單，你把自己的食指、中指和無名指三個手指併排起來，把第一個手指就是食指摸在肚臍上，下邊有兩個手指，第三個無名指的位置就是丹田的位置。中國講丹田的方法很不少，你不用管它，只注意找尋丹田的位置時要用自己的手指，不要用別人的，因為手指有粗有細。吸進氣來要輕輕的吸到丹田，就別往下吸了，因為容易出毛病，腹肌用力壓縮，容易得疝氣，就是小腸串氣。氣存在丹田以後，然後呼氣，要徐徐而出。這時你要以心行氣了，你心裏想讓它上哪裏去呢，如果想上肺裏，你就往肺裏想。如果想到肝裏，你就想到肝，練習久了，五臟六腑雖是不隨意肌，可是慢慢的也能聽你的話了。這步運氣的功夫可以配合在我講的利用五個手指調攝內臟時使用，也可以在太極拳的單式練習、定式練習時使用。第二步是使氣，這一步功夫就深了，這個氣你可以隨便叫它上哪裏去，身體內外，四肢百體，表裏精粗哪個地方不舒服，它就到哪裏去，也一定能起到相應的效果。這是太極拳鍛煉久了，所起到的氣的效果。

注意存神和心情舒暢

有些人看來顯得格外有精神，另外有些

人看來沒有神氣，這是什麼原故呢？下面談談精、氣和神的問題。精這裏指的不是生理上的精，是指的五穀精微的精，它是營養周身的東西；氣是指呼吸之氣和氣遍周身的氣。這兩種東西融合到一起所發生出的光芒就是神。也可以說精和氣是物質，二者產生的作用是神。要特別注意保存它，不要把神消耗掉，養其根而俟其實，加其膏，而惜其光。根之茂者，其實遂。膏之沃者，其光曄。只有神全了才能照顧你的一身。注意存神是健康長壽的要旨。

另外要注意的是情緒和修養問題。昔時黃帝（註四）問廣成子何道可以長生。廣成子回答說：務靜務清，勿勞爾形，勿搖爾精，固其宅舍，守其命門，乃可長生。我想談談"勿搖爾精"的問題。歐陽修（註五）說過"有動乎中，必搖其精"。一個人在那裏胡思亂想，想這個又想那個，今天想升官，明天想發財，有了收音機想弄個電視機，有了電視機還要弄套音響，住了平房想住樓房，有了樓房還想置所花園洋房，這些都是搖其精。但是並不是叫一個人不要進取了，進取與妄想是兩件事，而況思其力之所不及，憂其志之所不能，你老想做不到的事必然苦惱，所以不要在那些事上兜圈子。孔子（註六）很好學，買了隻雁去看老子（註七）。老子跟他說良賈深藏若虛，君子聖德，容貌若愚。說好

的商家你進去一看好像沒什麼東西，但是後櫃却存貨甚豐。說君子好像很糊塗，其實很聰明。還批評了孔子一頓說，去子之驕氣與多慾，態色與淫志，是皆無益于子之身也。說你丟官回來驕氣還很盛，周遊列國想幹什麼，過份的想法對你無益。吾所以告子若是而已。我告訴你的就是這些。這些都是情緒和修養的問題。我們的情緒要注意，心情經常保持樂觀，就沒有煩惱了。沒有煩惱，心情舒暢，則百病不生了。

生命在於運動，運動莫過於練太極拳

生命在於運動。一個人始終坐在屋裏不出去活動是不行的。活動的方法很多，許多體育項目都是很寶貴的，但是我還提倡打太極拳。因爲太極拳簡易可行，優點很多，首先它是一種休息的運動，練太極拳時排除雜念，周身放鬆去運動，跟休息一樣。其次太極拳是本乎人生天然優美的發育，順乎先天機能自然的程序，使練者全身得到充份的發展而在一生中永保健康。要訂個標準的話，練太極拳能使人無一處不輕靈、無一處不堅韌、無一處不沉着、無一處不順遂。這是我們鍛煉的目標。所以練太極拳時第一要緊的是姿式要正確，一般人都會說你這個姿式不正確，但是你問他怎麼叫正確呢，他就說不上來。我們練太極拳怎樣才叫正確呢，我認

爲有科學根據才叫正確。一個姿式的構成是由骨骼、關節、肌肉三者配合而成的。過去我們是用照透視像把每個姿式一張一張地拍照下來，再拿到研究室內分析，看看脚站的角度對不對，膝蓋、胯、腰、肩、臂等處的位置對不對。凡是違背生理的，都調整過來。自己再試試，如果骨骼關節都很順了，沒有什麼反關節現象了，再進一步研究肌肉，看看肌肉有沒有頡頏現象，往往練太極拳時姿式一擺出來手就哆嗦，這就是頡頏肌肉沒有協調所引起的，你幫他調整一下哆嗦也就消失了。第二要緊的是練太極拳要自然，不要滋着牙瞪着眼去練，這樣練不行，要自然。你原來是怎樣的神態，你就還怎樣去練。再有要堅持鍛煉，不能三天打漁兩天晒網。鍛煉久了就自然收到表裏的效果，使你健康長壽。有人說我練了十年啦還沒有效果。我說你已經有了效果了。因爲你練了十年了還沒有盡其天年，不是已經見了效果了嗎。另外"學而不思則罔，思而不學則殆"。練太極拳也要研究着練，分析着練。學太極拳要對口才能生效。就如同有一個人學寫字，他找了一位抄稿的文書去學，結果他抄了許多年，字還是寫不好。後來另外找了位書法家去學，人家給他講永字八法（註八），經這麼一說，又照着這個方法去練，三年之後寫的很不錯了。這就是對口與不對口的問題。也就是傳授的問題。

體療

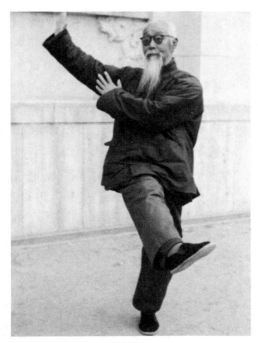

生命在於運動
吳圖南先生每天堅持練習太極拳

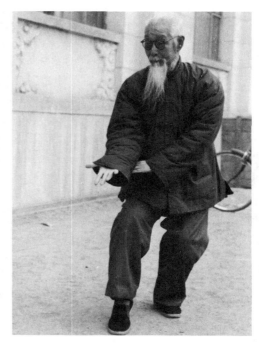

輕靈沉着
吳圖南先生練太極拳用架時的神采

編著者按：吳圖南先生學過西醫七年，中醫六年，他精於醫術尤其專長於醫治肺癆。他以中國古代醫學中的臟象學說為基礎，結合導引之術、按摩之術、經絡學說聯繫到太極拳的理論和實踐，總結出鍛煉身心內外的一整套方法。內臟修補術就是其中主要的方法之一。

中國古代醫學把人的主要內臟器官稱為五臟六腑。心肝脾肺腎叫做五臟，膽胃大腸小腸三焦膀胱叫做六腑。除此之外還有所謂奇恆之府，它包括腦髓骨脈膽女子胞等。臟象學說就是用外在的徵象去認識推論內在臟腑的機能病變等的一套方法。它的主導思想是中國的陰陽論和五行學說。然後用比擬、類推和聯繫的方法去認識臟腑機制的，就是臟象學。為了便於讀者了解內臟修補術的輪廓，簡列對照表如下：

五　　　行	木	火	土	金	水
體	筋	脈	肉	皮毛	骨
臟	肝	心	脾	肺	腎
腑	膽	小腸	胃	大腸	膀胱
代表的手指	食指	中指	大指	無名指	小指

關於養生長壽之道——內臟修補術，以及如何調節身體內外的平衡問題。我想就練太極拳對體療方面，對人的五臟六腑起什麼作用來談。

練太極拳必須在傳授中悉心揣摩

在沒談之前先說幾句話，首先鍛煉太極拳一定要有傳授，其次鍛煉的時候要會分析。分析什麼呢，要分析我們身體外部的四肢百骸，如何能夠和身體內部的五臟六腑聯繫到一起；還要分析怎樣才能使身心內外發生共同的發育和影響。要知道人身體的裏外有兩種肌肉，一種叫隨意肌，像身體外部的肌肉大都是隨意肌；另一種叫不隨意肌，像五臟六腑的肌肉大都是屬於不隨意肌。我們中國的文化遺產太極拳有它的特點，就是能夠通過太極拳的鍛煉使五臟六腑的不隨意肌，逐漸的能夠達到隨意，換句話說是通過交感的作用，使不隨意肌逐漸地因受到作用和影響，能夠聽從我們的指使。但是這一步功夫不是一天半天能夠練出來的，也不是沒有師承和不加思索地去鍛煉而能夠練出來的，必須要在傳授中悉心揣摩，慢慢地去分析研究，還要學會使用內照的辦法，去體會五臟六腑究竟聽不聽我們的指揮。這樣時間長了，逐漸達到我們外形一動，內臟的某一部份就有點動。而後再逐漸地達到使整個全動，這樣才算做到表裏如一。那麼究竟我們外表哪一部份的轉動，能夠影響哪一部份內臟呢？現在我把多年研究太極拳的心得和多年研究中國古代醫學中所有的導引方法（註九），把二者結合後所得到的結果，約略的談一談。

用中指（第三指）引導練心臟

先談心臟問題，現在發現患心臟病的有

青壯年、中年、老年人，各種年齡都可能患有這種病的。如冠狀動脈硬化、二尖瓣狹窄甚至心肌梗塞等等，不外乎這幾種病徵。我經過多年的悉心考察，約略談一些淺薄的看法。這是我個人的體會，沒有經過周密的實驗，不知道拿到一般人身上去，是不是也能收到同樣的效果。太極拳能使一些疾病的患者，通過適當鍛煉以後收到一定的醫療效果，有個簡單易行的方法，就是練太極拳時注意我們的五個手指頭——因爲它代表我們的五臟六腑。在鍛煉時，我們的心臟以哪個手指爲代表呢，是中指（第三指），練太極拳時要精神集中、意識集中把注意力放在中指上面。無論做哪些動作都要以中指領先。這樣繼續往來不斷的運動，每次大約十分鐘的時時就夠了，練習久了就能收到一定的效果。但是要注意，在疾病正在發展的時候不能夠鍛煉，因爲這時候練不但無益反而會有害的。另外我再從病理方面做些簡單的解釋。比如冠狀動脈硬化是如何形成的呢？這與身體不常活動始終處於靜止狀態有關係，因爲血液循環慢了，血液裏有一種很小的膠質顆粒膽固醇，會因血液循環慢而產生黏附和堆積，這些微小的顆粒一個黏附上另一個，愈黏愈多就堆積沉澱在血管壁裏。這樣血管因內部堆積瘀塞而通道變細，這時血液流通不暢或受阻而發生病變。練太極拳能促使血液循環加速，借助它可以一層一層的冲洗，大顆粒冲刷成小顆粒，小顆粒又借助血液循環而消失。這時血管壁也可慢慢恢復成原來的狀態，這就是太極拳能對冠狀動脈硬化發生療效的原因。

用食指（第二指）引導練肝臟

經過我多年的體會，食指與肝臟很有關係。我曾經教過一些肝炎患者，通過半年到一年時間的鍛煉，肝炎都消失了，轉胺酶和三 T 經化驗顯示也恢復正常了。經過我長期的研究，如果在練太極拳時，用食指引導，也要精神集中、意識集中然後你讓它和肝臟結合到一起。這樣當你練太極拳時，肝臟往往跟着你手的動作在那裏運動，這是什麼道理呢？簡單做個比方，我們把瓶子裏邊裝上水，然後把瓶子突然一轉，當瓶子突轉時，裏邊的水還沒有轉，等你把瓶子放下或靜止時，裏邊的水才開始轉去然後又轉回。這種現象就是動者恒動、靜者恒靜的規律。練太極拳時，如果你身體往東側一轉，這時肝臟在西邊可能沒動，等你往西側回轉時，肝臟這時才慢慢地往東側運動，如此左右、右左地來回轉動，肝臟與你的軀體來回的做一種摩擦運動。就如同請一位按摩師用手給你輕輕按摩肝區一樣，這就是太極拳能對肝臟的某些疾病起到療效的簡單道理。

用姆指（大指）引導練脾胃

胃病不外有幾種現象，倒飽、糟雜、吃東西不消化、心口疼痛、大便祕結等等。可以用姆指（大指）來做醫療。練太極拳時精神集中、意識集中，用姆指領先來鍛煉，可以促進脾胃蠕動的功能。一個人吃東西不消化，主要是蠕動力不強了或者是胃裏有什麼毛病。我們的胃，裏邊有食無食它都在自己磨擦，這樣不致於有食時多磨擦，無食時就少磨擦。同時腸的蠕動能自如地一節一節的動，因為人的腸子是盤繞成一個兜一個兜的，食物在裏邊由一個兜倒入另一個兜，在小腸裏把滋養物都吸收了，供給血液帶到周身。等進入大腸就只吸收水份，剩下的通過一個空腸然後排出體外。按照上述方法練習時間久了，胃的磨擦和腸子的蠕動都很有規律了。另外脾主運化，脾再加上一種力量幫助胃的消化，這樣也就逐漸收到療效了。

用無名指（第四指）引導練肺臟

如果肺有了病，你就練無名指（第四指）。練太極拳時也要精神集中、意識集中，以無名指來帶動並影響肺部。這樣能使肺內的清氣上升。就是使氣能夠清而平、平而和、和而暢達，能行於筋串於膜（表皮）。就是使氣通過肌肉、真皮、表皮到達各個毛細孔。

這時候的毛細孔就能盡量開放，開放後就營毛細孔的呼吸。雖然毛細孔所營的呼吸在整個呼吸中所佔的比重不大，但是畢竟能夠減輕肺部呼吸的份量，加大氣的交換的。這對於鈣化前的空洞性肺病，可以得到安靜地迅速鈣化。浸潤性的能夠逐漸地擴散。這就是太極拳對肺病能有療效的道理之一。但我要說明，肺病在開放性的時候不可以練，必須要到靜止了，然後再去練，不可造次。

用小指（第五指）引導練腎臟

最後談談腎臟。腎病的現象一般的是腰痛、腿痛、小便頻數、糖尿病等等。練太極拳時要精神集中、意識集中把注意力放在小指（第五指），用它來領先同時要內照，使它能與腎臟說上話跟它同時活動。中醫講腎臟有兩個，一個是命門，一個是腎。一個屬火，一個屬水。這樣鍛煉時間長了，把水火調節得濟濟了，慢慢地腎臟的毛病也就消失了。

用呼吸調節內臟的平衡

談到內臟的平衡問題，凡是一個人生了病，就是說他的五臟六腑不平衡了。中國醫學講不能使一臟獨盛，也不能使一臟虛弱。如何能使五臟六腑始終保持平衡，又你怎麼知道它平不平衡呢？這可以在我們平時呼吸的時候加以研究。中國醫學上談到，人的一呼一吸時，脈搏要四、五至。如果脈搏跳到六至就稱為數脈，就是熱了，有病了。照例是脈搏跳動四次，第五次是交換的時刻，謂之太息。如果我們自己一摸脈，感覺出那一臟獨盛的時候，我們就調理那一臟，使這一臟能夠平下來。如果感覺那一臟不足時，我們在練太極拳時利用呼吸調理它，使它能夠補上它的不足。這樣五臟六腑全都合乎一呼一吸的幾至了，就是內臟已經平衡了。這種調節它使之平衡的方法，就是我們用的修補之法，我取名為內臟修補術。另外人有一種先天的本能，是在身體裏有一種修復機關，專營修復工作。比如我們日常生活中，有時不慎把手碰傷破了個小傷口。照理說血管破了應該流血不止。可是過了一會小傷口的血就自行止住了，這是什麼道理，這就是修補現象。當你出現小傷口在流血時，它趕快去點纖維質並把那個小口拉住，漸漸地那個地方的小血管就愈合了。練太極拳同樣能夠使這種修復本能加強，從而提高人的先天自然修補疾患的能力，以獲得更大的效益。

練太極拳能穩定情緒陶冶性情

人因為經常不斷地受外界影響和干擾，所謂好惡亂其中，榮辱奪其外。這樣一來就攪亂了你的身心，影響到你的情緒，很容易使你的五臟六腑不平衡的。我們練太極拳行功時為什麼要求慢又要求穩呢，就是陶冶我們的性情，使它能夠平平和和，這樣來鍛煉身心，就百病不生了。以上是我簡單的解釋。至於把身體搞好了有什麼用處呢，就是鑽研學術、攀登科學高峯而服務於社會，這是最終的目的。總之這是我多年的研究、體會又經過科學的分析，加以實踐取得的一些方法。如能正確地按上述方法去鍛煉，相信大部份的人都能收到效果，收效率能夠達到百分之八十以上。我的這一學說和方法始終沒有公開發表，因為我現在不行醫了，我在搞養生長壽學。今天我的學生馬有清和我談到這個問題，我約略的談談，作為大家鑽研太極拳學術方面的參考之一吧。

【註解】

一、莊子盜跖曰：上壽百歲。中壽八十。下壽五十。

二、吳圖南先生是中國近代太極拳名家中唯一的已活到將近上壽百歲的人。依照他目前的健康情況看超過一百多歲是不成問題的。有人做過統計，近代太極拳名家中除陳長興活了八十二歲已屆中壽之外，其餘的像楊露蟬（73歲）、楊班侯（55歲）、楊健侯（78歲）、楊少侯（68歲）、楊澄甫（47歲）、全佑（68歲）、吳鑑泉（72歲）、武禹驤（68歲）、孫祿堂（72歲）等他們都是下壽。

三、丹田，道家稱人身臍下三寸曰丹田。黃庭外景經說，丹田之中精氣微。一說丹田有三，在臍下者爲下丹田。在心下者爲中丹田。在兩眉間者爲上丹田。

四、古帝名，姓公孫，生於軒轅之丘，故曰軒轅氏。因誅蚩尤，諸侯尊爲天子，因有土德之瑞，故號黃帝。黃帝咨於岐伯而作內經，於是始有醫藥方法，人得以盡年。

五、歐陽修，宋廬陵人，字永叔，號醉翁，晚號六一居士。卒諡文忠。撰有新唐書及新五代史。

六、孔子，儒家之祖，春秋時魯人。名丘，字仲尼。初仕於魯，爲司寇，攝行相事。其後周遊四方皆不見用。歸魯，刪詩書，定禮樂，贊周易，修春秋，以傳先王之舊。弟子三千人，身通六藝者七十二人。

七、老子，姓李名耳字伯陽。諡耼，故亦稱老耼。周守藏室之史也。孔子適周，問禮於老子。所著書亦名老子。爲道家之祖。

八、永字八法，唐張懷瓘論書法，用筆以永字爲例，稱永字八法。或謂爲書法家王羲之所創。

九、導引，道家養生之術。謂呼吸俯仰，屈伸手足，使氣血充足，身體輕舉也。漢書張艮傳謂，艮從入關，性多疾，即導引不食穀。

問答

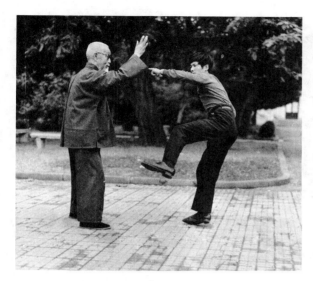

吳圖南先生太極拳推手發放時之神采

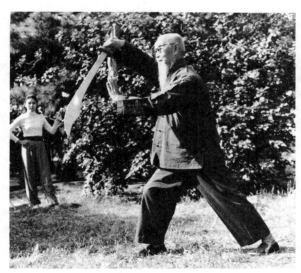

吳圖南先生練刀的姿態

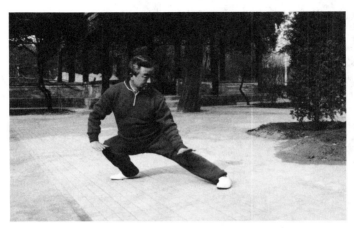

編著者馬有清練太極拳行功下勢之姿態

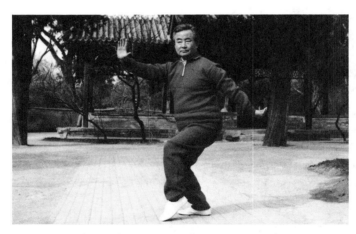

編著者馬有清練太極拳行功退步跨虎之姿態

問：請問什麼是太極拳。

答：太極拳發生的很早，追溯其淵源早在中國古代沒有醫藥之前，人得了病痛只有用導引按摩之術來治病。其後經過歷代的醫學家、養生學家在研究健體却病、延年益壽時，不斷地把經驗滙集起來，納入拳術。太極拳也是這樣產生的。明末清初有位太極拳家叫黃百家的，他在內家張三丰拳法裏談到，外家拳至少林已臻絕詣，張三丰旣精於少林，復從而翻之，是名內家，得其一二者已足勝少林，他所指的內家就是太極拳的別名。

太極拳之不同於其他拳術，從外形上看約略有以下四點：第一太極拳不使拙力，重意不重力，不蹦蹦跳跳，始終是體氣平和的。第二太極拳以靜制動，練拳時一直處於身心鬆靜的狀態，應變時同樣保持以靜制動的狀態。第三太極拳要以柔克剛，就是柔柔軔軔地不用力，就能戰勝力氣很大的對方。第四太極拳能以弱勝強，在年齡、體質等條件相差很懸殊的情況下，弱者可以戰勝強者。根據上面的四個條件看，無論單練、推手還是練器械，凡合乎這些條件的就是太極拳。否則是其他的拳，而不是太極拳。

問：王宗岳的太極拳論裏說斯技旁門甚多，旁門指的是什麼。又說學者不可不詳辨焉，我們如何去詳辨呢。

答：王宗岳本名王宗，古時的人都要有個號，他是西安人，因面對華山（註一）故號宗岳。後人多不知其爲王宗，只知王宗岳。也有研究歷史的只知道王宗而不知王宗就是王宗岳。這是我去西安調查時遇到些當地的老人才把事情澄清了。至於這些老人的說法靠得住靠不住呢？中國自古以來就講究問政於民，民間的傳說是樸實的，有許多資料是可靠的。王宗岳所說斯技旁門甚多，是指當時有各種不同形式的拳，和有所參差而不盡相同的拳，這些拳本來不是太極拳，可是他也說是太極拳。王宗岳並不是指太極拳裏邊有很多門派，我看他的文義是這樣解釋的。怎麼可以證明呢，因爲他說斯技旁門甚多，雖勢有區別，蓋不外乎壯欺弱，慢讓快耳。有力打無力，手慢讓手快，是皆先天自然之能，非關於學力而有爲也。太極拳自南北朝梁時的程靈洗開始，一直到張三丰，這期間的太極拳套路都是大同小異，沒有甚大的區別，在名稱上雖有的稍有不同，如"白鶴亮翅"有的寫成"白鵝亮翅"等等。這些多是口音的關係，或因傳抄時的筆誤和音誤所致。至於次序上的顛倒問題，中國古代太極拳理論中曾強調，無論何勢先，何勢後，只要一一將勢用成，自然三十七勢皆化爲相繼不斷也。這是一點。其次是太極拳的原理始終不能改變，如果改變了原理就不是太極拳了。所謂不是太極拳，可以這樣解釋，就是暴打暴上的、就是有力打無力的、就是手慢讓手快的。縱然你在技術上很好，但用太極拳來衡量，你的仍然不是太極拳。我這樣的解釋也許有的人認爲不合適，還可以通過辯論把它澄清，切不可巧立名目，以僞亂眞，這不是研究科學的態度，否則走上邪路就會得到春蠶自縛的結果。

其爲太極拳者，本來是一個名稱，另外用別的名稱來代替太極拳的也並不少見。如：先天拳、後天拳、三十七式、小九天法、十三勢等等。這些都不是太極拳的正名。正名還是太極拳。這些別名是由於某位宗師對太極拳有所發明，有所創造，有所心得了，他單獨對這個套路有某種看法，就又單獨地給它起一個名字。就好像我們的人名一樣，名字是不能隨意更改的，但可以另外起個號，起個別號，起個堂名，起個別墅名等等，總的來說不可以連姓帶名字全把它勾掉。但是反過來可以用他起的別名來稱呼他，像六一居士，這麼一叫，你就知道是某某人了。這有時也造成混亂，有的人不知道原委，很可能把一個人的名字和號當成是兩個人。這些是中國自古以來在文字方面和語言方面的一種習慣，我們閱讀中國古代書籍時應當注意加以辨清。

問：根據您研究考證，太極拳的名稱最早出現在什麼時候，又應怎樣解釋。

答：太極拳名稱中"太極"兩個字，始見於周易（註二）。周易這本書相傳是中國遠古伏羲氏搞的。孔子贊周易時他說：易有太極，是生兩儀，兩儀生四象，四象生八卦。周易是以卦爲主的。孔子溯其本源，由繁入簡由博返約推出太極，太極之名稱就由此開始。又太極是道統（註三）之傳，堯禪位於舜，舜又傳給禹，說人心惟危，道心惟微，惟精惟一，允執厥中。故堯舜禹湯文武周公孔子都根據這個下來的。到了宋朝時，有位叫程頤川的說：無極而太極。他爲什麼不說無極生太極呢？因爲任何事物都不能無中生有的。無極而太極就是在無極裏面含有一個昭然不昧的本體，這個東西就是太極。太字是大到極點的意思。極字是窮本溯源到了極限，不能再有東西了。故至大至極謂之太極。任何東西窮本溯源往上追，推到不可再分時就謂之太極。

我們應該怎樣來研究太極拳，確是現在的當務之急。如果這個時候再不研究它，恐怕將來知道的人就更少了。我認爲天下之物，莫不有理，就是天下萬物沒一樣不是有理的。惟於理有未窮，就是你對於理並沒有研究到頭。故其知有不盡，是你的知識不夠，並不是物的原理不夠，因爲你並沒有把物的理研究到頭。那麼我們要採取什麼態度去研究它呢，應當是：極凡天下之物，莫不因其已知之理而益窮之，以求至乎其極。就是求其研究到頭了，這不是合乎太極的原理了嗎？太極拳也如此。你能把它研究到頭了，你就自然知道太極拳的原理是什麼了。放之則彌六合，如果你把它放大了，天地間的前後、上下、左右六個方向就全包括了。你要把它縮小了，就能退而藏之於密。就像西遊記（註四）裏孫悟空用的金箍棒似的，一甩就是定海金針，一縮小就是綉花針藏在耳朵眼裏，可以小大由之。至於你能不能小大由之，能不能把物的原理弄到頭，又拿它來爲你自己所用呢，就在於學者自己用心不用心、研究不研究、精確不精確、實踐不實踐了。

至於十三勢即所謂的掤攦擠按採挒肘靠，這不外乎八方問題，即所謂的八卦。進退顧盼定，不外乎所謂的五行。古人叫你脚趾五行，胸懷八卦。你可以在任何一個地方把它當做南北與西東的，這是很活動的一種說法。不過有些人不察，把它固定了，或者把它擱在一起啦。甚至有的不解其義加以亂彈的，誤認爲十三勢是十三個姿勢，這樣就錯了。這些不正確的解釋，都是因爲他不懂古代文學，又不懂現代科學，所謂盲人瞎馬之談。當今之際，應當根據科學加以研究，把它研究到所謂氣分陰陽，機先動靜。要這樣研究太極拳，首先你本身必須練到無形無象，全身透空的地步，然後才可以去應物自

然。如此才是不用顧盼擬合，信手而應，縱橫前後，悉逢肯綮。到達恰如其份的地步。這主要是首先對我們身體內外，表裏精粗無微不至的。所謂意氣爲君，骨肉爲臣，延年益壽春常在了。這是太極拳的眞正目的。

問：目前許多人認爲太極拳只是健體罷了，您對太極拳擊技有何看法？有人說有一種叫爛採花的是高級打法，是否如此呢？

答：一個人的身體健康了，有兩個目的，一個是鑽研學術服務社會，另一個是自衛。自衛是本能，原始人類根本就有的。不過人類因爲高級化了，這方面的本能逐漸地退化了。中國湖北省有個地方叫神農架，據說發現了原始野人，混身都是毛，能夠揪住樹枝在野林裏飛躍，攀山越嶺如履平地，不過到目前還沒捉到它，這說明它自衛能力很強。我們練太極拳時，就是把身體可能遇到的危害，在事前練到了有應付的能力，一旦有的地方忽然間報警了，我們不必用腦子去反應考慮，身體的局部或整體立刻就會去應付，這就是以前我講的應物自然。但是我們研究太極拳的人認爲“技藝乃其餘事耳”，就是技擊是太極拳的餘事。爲什麼這樣講呢？道理很簡單，因爲你的技藝無論有多好，你人死了就沒用了，故還是以養生長壽爲主，以技藝爲輔。這是研究太極拳的歷代諸賢們都是這樣主張的。現在有些人認爲太極拳應該

比賽比賽，搞搞推手和散打，這也是應世界之潮流和社會之需要。但是否人人都去這樣做呢，我認爲大可不必，要看你的職業，如果你是專門研究科學的，那就不必去跟人家角力了。如果你是拳術職業者，像外國的拳王似的，那你去幹是沒有人限制你的。畢竟技擊這個東西是末技。

至於有的名稱叫"爛探花"啦等等，這全是後人編造的，可以說他旣不懂太極拳，也不會太極拳。或者他練了，却沒得到什麼眞正的傳授，故神其技，無以名之就叫"爛探花"，還形容說像蜜蜂在花朵上探蜜一樣。對這些東西，應該闢謠。

問：請您講講練太極拳時氣的功用是什麼。

答：練太極拳時是有氣發生出來的，按現在研究，就是生物電。生物電在每一個生物身上都有，如果你身上的生物電沒有了或者很微弱，就等於你的生命不完全了。因此生物電的電場你要了解並掌握住它。人們在沒練太極拳之前，身體上一平方毫米的皮膚上的毛細孔只開放七、八十個。可是通過眞正的練，我指的是練的方法對頭，練的技術也對頭，這樣鍛煉大約一分鐘的時間以後，再看原來那一平方毫米的皮膚，則毛細孔可以開放到幾千個，它的好處是皮膚上幾乎每一個毛細孔都開放，都在營毛細孔的呼吸。因

爲周身所有的毛細孔都營呼吸了，就節省了肺部的呼吸了。但是另一個重要的功用是，當我們周身營氣體交換時，就可以產生生物電了。爲什麼呢？因爲人體的每一個細胞裏都帶有陰極游離電子，而在每一個細胞膜外邊則是陽極游離電子，如果細胞裏邊的陰極游離電子少了的時候，則外邊的陽極游離電子就通過細胞膜進入到細胞裏面去。這樣當陰極、陽極在交換產生摩擦時，就發生一個火花，這就產生出電來。當以後外邊的陽極游離電子少了的時候，在細胞外面的陰極游離電子又回去了，就又產生電。二者始終是一出一入的，源源不斷地產生磨擦，這就是生物電的電場。當我們在練太極拳時，每一個細胞都在營它的交換作用，生物電就源源發生。這個說法，以前還沒有人提出過，只是我練太極拳親身感受得出來的。現在的科學進步一日千里，我的說法將來會證明是對頭的。就是說如果你練的太極拳傳授得當，技術也正確，則你的功夫愈深，你的氣——生物電就愈強大，它也是太極拳在應用時變化很快的動力。太極拳的變化爲什麼很快呢？因爲它所用的生物電是微波（註五），微波不能以一般的方法來計算速度的，因爲微波一秒鐘要走三十萬公里。我們練太極拳時必須先經過這樣的訓練，就是我們用的是微波，還不僅是生物電而已。目前世界各地都用微

波搞東西，如有的用它偵察內臟的疾病，有的用它來通訊等等。但是研究微波在太極拳方面的應用，這些年來我個人還是下過相當的功夫的，不過因爲我沒有實驗室，這些看法和研究還局限於只是腦子想的和身體上體驗的，有待學者專家們進一步考證。

問：太極拳在應用時要怎樣接手，什麼叫凌空。

答：太極拳在應用接手的時候，大體上分兩種接手：一種是兩隻手和兩隻胳膊跟對方接觸，就像一般的打手。如果兩個人還沒有接觸就能夠由一方制勝了另一方，就屬於另一種，它是太極拳所謂的高級部份，就是凌空。

凌空的第一步就是要練功，它是由於練而產生出來的。一個人的精跟氣是兩種物質，兩個合在一起產生出來神，也就是說，神是最結晶的東西。它微妙得很，陰陽不測之謂神。你說它是陰，它不是陰，說它是陽，它不是陽，因爲它如果是陰或是陽，就變成陰陽了。它是陰陽這兩個東西在交接問題方面所產生出來的物質，就是神。下面再談接手時，怎樣以神相接呢。如果兩個人的手或臂接觸上了，是使的近距離感覺。因爲接觸上了，用的是觸覺。但我們講的凌空是遠距離感覺。遠距離感覺大致可分爲視覺、嗅覺和聽覺。許多初練太極拳的人，經常說這麼一

句話，說咱們聽聽勁兒。一般人說完就淡然而過了，實際上說聽聽，他並沒有眞聽。有時弄了半天，他沒聽見白聽了。原因是他並沒有用聽覺、嗅覺和視覺這三覺去聽。應該在我們的手和臂還沒有跟對方接觸之前，也要在那裏聽。這時候眼也在看，鼻子也在嗅，耳朵也在聽，處處都用遠距離感覺。這樣對方的一切，連內臟到外表全要測它。他的脈搏次數，他血壓高低，他的呼吸長短，他的脾胃蠕動，連膀胱帶大小腸等我們全聽見了。這樣全身透空之後，我們就一目了然了。斯時我們去接他，就無處不可接了。遠距離感覺也可以叫遙控。我們用神就可以在較遠處將他控制起來。這樣的變化，就跟大自然合在一塊了。所以不必有形有象，在無形無象之中已經合爲一體了。全身透空對自己來講，任何一個東西都不能加在我們的身上就叫全身透空。這樣再彼此往來才能應物自然。如果再往深處去講，就是當你本人準備要和別人接手之前，你自己的五臟六腑都在那裏翻江倒海，它在那裏給你做各項的準備，雖然外表看着只是胳膊和腿在那裏動，實際你裏邊由腦子起到五臟六腑，直到血液循環，直到呼吸等等，都在那裏營它的作用。所以太極拳是整體的作用。也可以說是按照周易上太極的原理拿到我們身上應用，這才是太極拳。

所以離而未發，你即知其將發。他何處欲動，你即知其將動。換句話說是在你沒跟對方接觸，甚至你還沒有用遠距離感覺時，你已經對他瞭如指掌了。故你隨便到他哪個地方去，則如入無人之境。我曾寫過幾句話，說到這個時候 "敵欲變而不得其變，敵欲攻而不得逞，敵欲逃而不得脫"。底下接着說 "斯爲上乘"，這才叫上乘的功夫。至於用一個勁兒能變動對方的一個勁兒，這是中乘的功夫，用一勢之得失，分一手之勝負，則品斯下矣。就是我用這麼一着，破你的那麼一着，這是太極拳的下乘功夫。至於蠻打蠻拼都不是太極拳，它雖然也可叫太極拳，但實際不是太極拳，連個品斯下矣都不夠。它是用有力打無力，手慢讓手快，是皆先天自然之能，非關於學力而有爲也。

問：請您講講太極拳的應物自然。

答：太極拳講的應物自然，主要是能夠捨己從人，就是在對待時自己毫無主動的意思，一切都服從客觀規律。不管敵人怎麼來，要緊的是引導他讓他合乎咱們的規律，就是敵人任其有千變萬化，都不能離開咱們的太極拳原理，把它吸入到咱們的原理裏邊來才叫應物自然。比如今天的天氣很冷，這是自然規律，到冬季了還有不冷的？如果我們不順其自然，就穿一件襯衫，必然要感冒。我們必須適應氣候，逐漸地增添衣服。但是如

何在適應這個規律時，做到恰如其份呢。比如天氣還不太冷，你就穿上兩件皮襖，你一定是走不了幾步遠就熱起來。所以要逐漸增加才能恰到好處。太極拳的原理也是這樣，要客觀，要始終以客觀的態度去對待客觀環境的規律。這裏邊最難的是如何去掌握住這個規律，操必勝之權。孫武子（註六）十三篇裏說：故我欲戰，敵雖高壘深溝，不得不與我戰，攻其所必救也。又說：我不欲戰，畫地而守之，敵不得與我戰者，乖其所之也。又說：攻而必取者，攻其所不守也。守而必固者，守其所不攻也。他解釋說：微乎微乎，至於無形。神乎神乎，至於無聲。故能爲敵之司命。他最後說：故能自保而全勝也。所以主要的在最後這句話。就是我們自己先要保護住自己，然後才能夠再說去戰勝敵人。太極拳的原理也是如此。我們盤架子、練功等目的是要有高深的功夫和高深的技術。但是最要緊的是要有高深的傳授。如果沒有高深的傳授，則如緣木而求魚。上面我用孫子兵法來解釋太極拳的應物自然，只不過是用做比喻而已。

問：請您講講太極拳的虛實。

答：太極拳講的虛實，本來是中國兵法上的名稱。虛實的含義是：也可以說是虛的，也可以說是實的，也可說虛裏頭是實的，也可以說實裏頭是虛的，更可以說也不虛也不

實。這些是運用之妙，存乎一心。就是一個人有一個人的看法。故有的說父不可以傳子，師不可以傳徒。不要誤解爲不傳。而是父子、師徒的情況都不一樣。你跟他說的，跟他實際所經驗的不是一件事。他所想的跟你所研究的也不是一件事。故太極拳裏虛實兼到才能仰高鑽堅。

孔子說：仰之彌高，鑽之彌堅，瞻之在前呼焉在後，夫子循循然善誘也。要慢慢地去引導他，用好的辦法來誘導他。使他自然而然的達到這種地步。故急切而求，還是不得其妙也。

問：您認爲太極拳運動當前要用什麼樣的態度和方法去發展它，才比較合適呢。

答：我談過我原來是多病的，後來由於練太極拳練好了身體。像太極拳這樣優美的運動方法，使我轉弱爲強，還能活到九十八歲，證明太極拳是人類極有效益的運動。多少年來我每天都在練，或多或少，從未間斷過。我在青年時就寫太極拳，我想這樣優美的太極拳，只是我們少數人練它並且獲得效益，不如把它推廣到全中國，讓大家都能受益。我曾寫過一本書叫《科學化的國術太極拳》，我的中心理論是，用科學的方法來研究太極拳。有什麼好處呢？就是旣節省時間又便於記憶。它應該有原理，有義意，還能和各種科學相顧在一起，用以輔助太極拳有

所不足的地方。到了抗日戰爭時期，我寫的是太極刀和太極劍，我不是開倒車，人家使用火器，我們還提倡用刀用劍。不是的，我在《內家拳太極功玄玄刀》這本書裏寫道：雖然，近世發明火器，攻堅射遠，勢足嚇人。然而酣戰之際，肉迫交綏，亦恆賴乎白刃。誰說中國的刀劍不能用於現實呢。實際上，中日喜烽口之戰、淞滬之戰，中國的大刀隊還能阻止一時敵人之入侵，並且立了相當的戰功。另外無論火器發明達到何種程度，然而使用它的人，必須有健康的身體，充足的精神，百折不回的毅力，萬夫不擋的勇氣。然後他才能樹立一種中心的觀念，去衝鋒陷陣，格鬥殺敵。所以在那個時期，我希望中國不出十年之內，就能十萬橫磨，大刀有隊。如此，方能上馬擒賊，下馬擒王。豪俠養成天性，忠勇發於至誠。自能當仁不讓，見義勇爲。衝鋒破陣，視死如歸。這樣則復國雪恥足以爲助也。近些年來，愛好太極拳的人愈來愈多。中國的城市和鄉村到處都有練太極拳的。外國也相應聞風而起，練中國太極拳的人也日愈增多。中國是太極拳的發源地，應當精益求精。無論在原理方面，套路方面，技擊方面都應該走在前頭。推陳出新是好事情，但是不要硬把別的東西拉到武術中來，硬把武術加上跳舞、加上體操、加上戲劇，目的完全爲了表演，還說這就是眞正的中國

82

功夫，我認爲未免太牽强了，使武術弄成非驢非馬，失去它的眞面目。今後在推動太極拳時，應該一方面推動套路，另一方面也要推動技擊。有人有些顧慮，認爲一推動技擊就要傷人。我認爲如果組織好了，不會傷人的。太極拳技擊比賽可採用推而不打的辦法，就像摔跤是摔而不打一樣。另外技術發揮的很好的話，甚至連護衣護具都不必要。因爲太極拳是以柔克剛、以靜制動、以小勝大、以弱勝强的技術。以上是我個人的看法，供大家參考。

【註解】

一、華山，山名。西嶽曰華山。在今陝西華陰縣。以其西有少華山，故又名太華。

二、周易，書名。文王、周公、孔子所作。因伏羲氏所畫八卦，重之爲六十四卦，三百八十四爻。秦焚書，周易獨以卜筮得存。故於諸經中最爲完善。其言周易者，或謂其道周普，無所不備之義。或謂取岐陽地名，即周原膴膴之周，以別於殷易也。

三、道統，傳道之統緒也。宋李元綱聖門事業圖，其第一圖曰傳道正統。以明道。

四、西遊記，中國著名古典通俗小說。紀唐釋玄奘赴西域取經事。

五、微波，微波是電磁波中的一種超短波，它能穿透電離層而不被反射，與光的特性相似。

六、孫武，春秋時齊人。以兵法見吳王闔廬用爲將。西破强楚，北威齊晉，遂霸諸侯。著孫子十三篇，爲兵家所祖。

吳圖南先生拳論精選

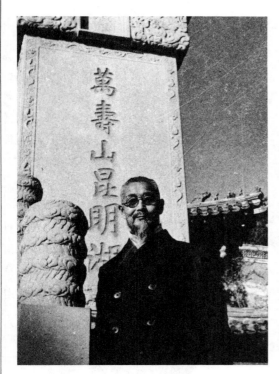

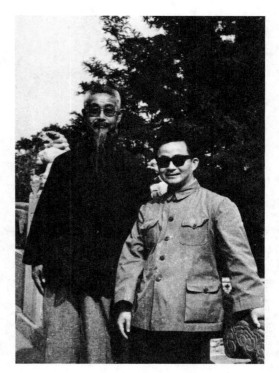

吳圖南先生於北京萬壽山留影

六十年代初編著者爲吳圖南先生拍攝
太極拳用架動作照片時師徒合影

吳圖南先生太極拳、刀、劍論文選

太極拳

商務印書館 1931年10月初版 1957年12月上海版修訂本

自　序

　　太極拳爲一種優良之運動鍛煉方法。經常練習，可以促進體質健康，提高工作能力，預防各種疾病，達到延年益壽之目的，此點已由生理科學家研究證明。即在武術運動項目中，亦具有高度之評價，凡經過鍛煉者，均有程度不同之體會，此點無用多述。

　　再就太極拳之理論與技術而言，曾經過歷代多數練習者相繼不斷之創造與發明，始得完成今日之完整而有意義有系統之單獨體系。因此，在整理研究過程中，較之其他拳類，規律方面掌握較易。

　　在練習太極拳過程中，初學太極拳者，往往感覺對於動作不易有全面之理解，如知動手，不能同時動足；知動手足，又不能同時動腰與肩臂。此種現象，自有其生理上之根據。蓋主動肌作用，或嫌過强，或覺太弱，頡頏肌營無意識之努力，因此運動之肢節呈剛强而不甚和諧。並且方向作用及靜止作用亦不適當，常發現運動於不合己意之方向，終失身體之均衡，呈現生硬化。但通過此一階段，堅持進行，待練習多數之姿勢後，知覺神經敏感即可增加，運動神經中樞之機能亦愈確實，減少運動刺激之錯誤。此時便能收全體各部協調之效，而身體均衡之維持力，自能顯著正確。

　　在練習太極拳時最主要者爲意識集中，亦即令一羣之肌羣動作時，促進該肌羣之運動中樞之發達；不特增大其腦回轉，並由以增大自運動中樞達到肌肉之運動神經纖維之粗徑，並促進運動中樞之機能及由中樞之刺激傳達力。此蓋因意識集中於作用肌，對於支配該肌之神經中樞增加輸血量之故。所以練習太極拳者，首先要意識集中，其原理有如上述，對於神經系統之效益，以及促進神經中樞及末梢神經之生長，即在於此。

　　在練習太極拳時要舉動輕靈，蓋因練習既久，周身完整一氣，向前退後乃能得機得勢，能有縮短反應時間之效，自能增進運動之敏捷。

　　在練習太極拳時，要慢、要靜，能如此自能促進消化器之機能提高。原因爲太極拳運動，如行之適當，可以促進胃液之分泌。事實證明，凡促進胃液分泌之運動，必須徐緩與安靜，否則其效果相反，即消化液原料之血液，大量流入於動作肌，適足引起分泌不艮之後果。至於如何練習太極拳由慢與靜而能促進胃液之分泌？其原因何在？約略言之不外乎三：一、由於腹部內臟之血行艮好，而促進胃腺細胞之機能。二、由於腹腔內壓之機械作用影響於消化腺。三、因練習太極拳後腹腔內壓之變化，而刺激胃壁內之分泌反射中樞。所以一般之太極拳練習者如能做到慢與靜，多呈現一種活潑之感覺，自覺體力增強，精神亦感振奮與愉快。

再就醫療方面而言，經常練習太極拳能對中樞神經系統起艮好之鍛鍊作用；促進血液循環與心臟收縮之機能，及調節呼吸作用，改進腸胃之消化功能，促進新陳代謝作用，使人體各肌羣與關節更加活動，恰似一種休息性的運動。根據各地鍛鍊者之實際經驗，可以證明確係一種艮好之醫療體育項目。

究竟太極拳在那些病上曾起過一部分醫療作用？現能初步證明者，以慢性病為主：如高血壓、神經衰弱、胃潰瘍、心臟病、肺結核、關節炎……等病。同時太極拳適合於不同年齡、不同性別、不同職業之各個人，亦不受時間、場地、人數之限制。推行時亦較其他體育運動為便利而經濟。

太極拳之打手（亦作推手），由不動步打手而活步打手，由四正方而至四隅，由平面而進至立體，漸至由應用而散手，使學者於增加健康以外，兼具競技之作用，持之以恒，逐漸可以達到高級之藝術性技擊水平。

太極拳中之“打虎勢”及“雙風貫耳”二勢，在舊太極拳中無此二目，為楊班侯先生所增加。余詳審該二勢之動作，與太極拳原有理論尚無不合，故亦列入。

茲值“太極拳”重版之際，僅將個人之些微體會，略述如上，以便作為練習太極拳者之參考。至如何能因練習太極拳而影響身體之內臟？如何能醫療各種慢性病，以及與科學有如何之關係，容在拙作“太極拳之研究”（正整理中）〔註〕中再為詳細發表。

一九五七年八月廿三日

〔註〕吳圖南先生之《太極拳之研究》稿，於整理脫稿後未及發表，惜於1966年散失。

太極拳斂聚神氣論

太極之先，本為無極。鴻濛一氣，混然不分。故無極為太極之母，即萬物先天之機也。二氣分，天地判，始成太極。二氣為陰陽，陰靜陽動。陰息陽生。天地分清濁，清浮濁沉。清高濁卑。陰陽相交，清濁相媾，氤化生，始育萬物。

人之生也，本爲一無極，即先天之機是也。迨入後天，始成太極。故萬物莫不有無極，亦莫不有太極也。人之作用，有動有靜。動極必靜，靜極必動。動靜相因，而陰陽分。渾然一太極也。人之生機，全恃神氣。氣清上浮，無異於天。神凝內斂，無異於地。神氣相交，亦宛然一太極也。故習太極拳者，須先明太極之妙道，若不明此，徒勞無益也。

太極拳者，其靜如動，其動如靜，動靜循環，生生不已。故內斂其神，外聚其氣。拳既到，而意先到。拳不到，而意已到。意者，神之使也。神氣既交，變化環生。

故習太極拳者，應以養心，定性，聚氣，斂神，爲主。若心不能安，性即擾之。氣不能聚，神必亂之。心性不接，神氣不交，則全身之四肢百體，莫能一氣。雖依勢活動，而難收成功之效也。

欲求安心，定性，斂神，聚氣，則基功之法不可缺。而行功亦不可廢。學者，須於動靜之中，尋太極之至理。於剛柔之中，求生剋之玄機。然後由太極，而入於無極。心性神氣，相倚相隨。則心安，性定，神斂，氣聚。一身中之太極成。陰陽交，動靜合。全身之四肢百體，周流通暢，不黏不滯，斯可謂得斂聚神氣之法矣。

太極拳打手論

打手者，研究懂勁之法也。先師曰：「由着熟，而漸悟懂勁。由懂勁，而階級神明。」旨哉言乎！夫究宜如何始能着熟？宜如何始悟懂勁？宜如何階級神明？此著者僅就二十餘年來，研究所得，不得不貢獻於我同好者也。

夫太極拳之各勢，旣已練習。則當首先注意姿勢之是否正確？動作能否自然？待其旣正確且自然矣，然後進而練習應用。應用旣皆純熟，斯可謂着熟也矣。

雖然，此不過彼往我來之一勢一用而已耳。若彼連用數法，或因我之着而變化之。斯時也，則如之何？於是乎懂勁尙焉。

夫懂勁者，因己之不利處，推及彼之不利處。方我之欲擊敵也，心中必先具一念，然後始擊之也。反是，彼能無此一念乎？雖智愚賢不肖異等，而其先具之一念，未嘗異也。

故彼念旣興，我念亦起。眞僞虛實，難測異常。苟無一定之主宰，則必至於張皇失措。方恐應敵之不暇，尙何希其致勝哉！

雖然，當擊彼之念旣起，則當存心彼我之着孰速？欲擊之目的孰當？彼未擊至我身也，可否引其落空？或我之動作，是否能動於彼先？待既擊至我身也，宜如何變其力之方向，使落不及我身？或能因彼之力，而使其力折回，而還於彼身？此等存心，究宜如何始能得之？蓋因我之某處懼彼之擊也，彼之某處亦懼我之擊。此明顯之理也。然而避我之怕擊處，擊彼之怕擊處。則彼欲勝，豈可得乎？孫子曰：「知彼知己，百戰百勝。」此之謂也。

方此時也，再能默識揣摩，漸至周身之不隨意筋，亦能隨意活動。全體各部，均能發現一種反射運動。自頭至足，無一處不輕靈。無一處不堅韌。無一處不沉着。無一處不順遂。通體貫串，絲毫無間。自能心恬意靜，變化環生。故擊敵之際，彼力離而未發，即能知其將發。彼何處欲動，即能知其將動。其心之所至，無不知之。此皆由於明乎運勁發勁之理，剛柔動靜之機之所致也。

蓋一動無有不動。一靜無有不靜。虛實分清，自能知其所以然矣。然後因力致勝。假力致勝。順力致勝。逆力致勝。分力致勝。合力致勝。久而久之，感物而動，遇力便曉。無論彼之所用之力，爲直綫，爲曲綫，爲彈簧綫，爲螺旋綫。而我以無形無像，全身透空之身。加以出其不意之方法，輕靈奇巧之步法，閃展騰挪之身法，出入神速之手法。使敵瞻前忽後，仰高鑽堅。虛實莫辨，應付爲艱。當此時也，敵欲攻，而不得逞。敵欲

逃，而不得脫。黃主一先生所謂：「不用顧盼擬合，信手而應。縱橫前後，悉逢肯綮。」者，其太極拳打手之謂乎？斯時也，可謂懂勁也矣！

懂勁後，愈練愈精，乃至舍己從人，隨心所欲，不思而得，從容中道。非達於神明矣乎？學者，果能盡心研究之，則玄玄之理，有不斯然而然者。

雖然，太極拳之妙用，三丰、宗岳諸先師，已論之詳矣！故不復云。然數百年來，能闡明其旨者，誰乎？要之，後有好事者，庶可因是而得之也！

內家拳太極功玄玄刀
商務印書館 1934 年 4 月上海初版　1934 年 9 月上海再版

結　論

以上之姿勢應用，學者業已循序練習，姿勢能否正確？動作能否自然？應用是否純熟？身心能否一致？此爲當務之急，果能正確，自然純熟一致矣，則可進一步研究刀法運用之變化。

夫刀法者，無運用不足以顯其妙，無變化焉能以明其神。當我應敵之際，敵之優劣，吾不知也。至於手法如何？身法如何？工夫

如何？傳授如何？運用如何？變化如何？吾亦不得而知也。欲免張皇失措之弊，必須靜以待之，守而俟之，注目而視之，平心而察之。見其神形是否合一？舉止是否敏捷？方法是否靈活？變化是否精通？所持之器械為何？欲攻之目的安在？虛實宜分淸楚！進退宜分緩急！則我攻守之計劃，可有成竹於胸矣。然後或攻，或守，或急，或徐，莫不皆有主張。既能避實而擊虛，又能攻其所不備。再用出其不意之手段，輕靈奇巧之步法，閃展騰挪之身法，出入莫測之刀法。則利刃在手，妙算於心，外窺敵之變化，內蓄百倍之精神。形如搏兔之鷲；神似捕鼠之猫，舉動玲瓏，身心兼顧。至於與敵交手之際，刀之出入，大有雲龍見首不見尾之勢，使敵應付為艱，虛實難辨，有如陷入一團混沌初開之玄氣中。當此之時，敵欲攻而不得逞，敵欲逃而不得脫。黃百家先生所謂："得內家拳之一鱗一爪，不用顧盼擬合，信手而應，縱橫前後，悉逢肯綮"者，其玄玄刀之謂乎？

夫如是，或劈、或刺、或托、或探、或提、或撩、或沉、或擄、或橫、或掃、或截、或斬、或搧、或刪、或削、或砍、或剁、……使敵百計既窮，進退維谷，其奈終不能出於太極功之範圍何！此玄玄刀之所以玄而又玄，奧妙無窮也。

雖然，刀法之妙用，三丰先師已論之詳矣！數百年來，能繼道統之傳，而為之闡明其旨者，誰乎？要之，後有好事者，庶可因是而得之也。

太極劍

（商務印書館1935年上海版。香港翻印）

結　論

劍法之淵源與理論，姿勢與應用，已如前述。茲將運用之變化，作進一步之研究，以告讀者。

夫劍法無運用不能因敵致勝，微變化焉能出入神奇。是以初學劍術者，或姿勢不正確，或動作不自然，或應用不純熟，或轉換不玲瓏。是皆由於不知運用之變化使然也。蓋用劍之法，紐勁為上，靈捷為先。目宜速身不可滯。手宜敏，步不可遲。久之，自然動作儒雅，舉止大方。其形勢似飛鳳。其勁力透中鋒。使用腰力，運動全身。故發勁用勢，非僅徒用手指着力而已耳。

是故一舉一動，務須活潑靈利。一開一合，須知動靜虛實。其動也，若龍飛鳳舞。其靜也，似虎步熊行。劍劍有神，無動若風搖之弊。步步實踏，免飄忽懶散之虞。進退轉換，輕靈自在。跳躍縱橫，知機入神。他如凝神定性，意前劍後。心靜氣足，手健足輕。學者尤當注意及之。再能心性合一，體用兼備。無論所用之法，爲砍、爲撩、爲摸、爲刺、爲抽、爲提、爲橫、爲倒、⋯⋯無不從心所欲。蓋砍、撩、摸、刺、抽、提、橫、倒、此八法者，爲今日劍法之規矩也。古者劍經有四字訣，曰："擊"、曰："刺"、曰："格"、曰："洗"。今之八法，橫、倒、皆擊也。刺與古法同。提即格也。抽即洗也。更益之以撩、摸、砍、則用劍諸法大備矣！

然後平推平起，搖挽得宜，上下左右，圓活自如，輕捷便利，風馳電掣。進退起伏，不可有絲毫遲滯之態。翻花巨細，不能顯少許笨重之形。古人所謂劍如鳳舞，意在斯乎！至若用劍八法，倘能各盡其妙，則用劍之能事畢矣。何況每法之中又有若干種方法耶？乃如砍法者，有平砍、立砍、順砍、橫砍、倒砍、斜砍、上砍、下砍、左砍、右砍、進砍、退砍、翻身砍，⋯⋯等砍法。撩法者，有平撩、立撩、順撩、橫撩、倒撩、鉤撩、上撩、下撩、左撩、右撩、反撩、⋯⋯等撩法。摸法者，有摸手頸、摸咽喉⋯⋯等摸法。刺法者，有喉擊刺、胸直刺、小腹刺、夾襠刺⋯⋯等刺法。抽法者，居中則退，相迫則抽，欲揚必抑，欲抑先揚，抽撤取巧，上下相當，退讓相宜，勻稱相合。所謂抽也者，

以觀敵變也。蓋無抽法，則劍有進而無退，有剛而無柔。其法不活，其勢不靈。故抽撤之法，實劍法中之根宗也。提法者，有上提、下提、左提、右提、順提、橫提、⋯⋯等提法。橫法者，劍橫揮平環之謂也。縱橫起舞，處處得機，心領意會，神而明之者也。倒法者，縱跳起舞之謂也。以上七法，凡有縱跳之處，皆倒也。有高縱、矯縱、迴縱、起縱、環縱、順跳⋯⋯等倒法。

學者果能由淺而深，自簡及繁，細心研究，加意練習，久而久之，自能得心應手，意到劍隨，而有成竹於胸矣。再能以靜制動，以柔克剛，以慢勝快，以巧敵拙。縱使敵能運用千般變化，吾乃守之以一，處之以和，無形無相，應物自然，大有納敵於混沌初開之玄氣中者然。當此之時，我欲攻，敵不知其所守，我欲守，敵不知其攻。微乎！微乎！至於無聲。神乎！神乎！至於無形。故能自保而全勝也。

後之學者，倘能盡心研究，以是書爲行遠自邇之一助，或因是書，別有心得，而更有所發明，則著者實有厚望焉！是爲論。

凌空勁歌

辛亥冬烏拉布作於京師〔註一〕

編著者按： 1964年1月下旬，在師家練功完了，

師出示早年所作凌空勁歌一紙。紙已脆黃，字又係鉛筆字跡。恐日久失滅，請賜而抄之。原稿交師留存。並以此歌錄於學拳筆記之首。師之原稿於1966年期間散失。

露蟬、班侯、夢祥間〔註二〕，三世心傳凌空難。
我今道破其中祕，洞徹全豹反掌間。
只因傳工皆口授，未嘗公開告世人。
且幸恩師多奇重，教我其中步驟全。
我今說明其中義，節省時間又便傳。

先須啄勁練到手，再練蕩勁不費難。
離空諸勁都學會，哼哈運氣亦練全。
彼此呼吸成一體，牽動往來得自然。
此時再學凌空勁，堅持工夫一二年。
手舞足蹈隨心意，至此方叫工夫完。

〔註一〕辛亥爲清宣統三年（1911）。烏拉布爲吳圖南先生的蒙族名字。
〔註二〕指楊露蟬、楊班侯、楊少侯（名兆熊、字夢祥）祖孫三代皆以擅用凌空勁名負於世。

軼拳新呈

——楊少侯的太極拳用架（快架、小架）

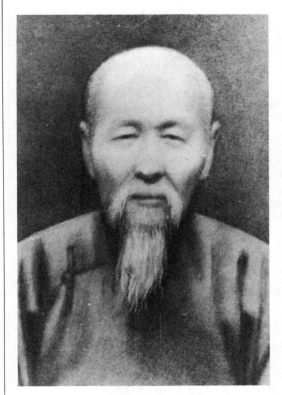

太極拳宗師楊少侯先生遺照

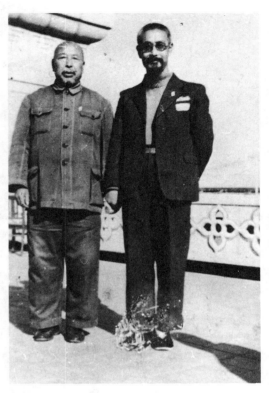

吳圖南先生與著名太極拳家田肇麟先生
（楊少侯先生弟子）合影

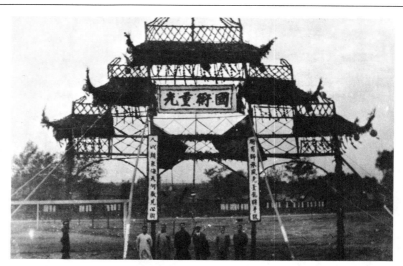

1928年10月16日在南京舉行的中國第一屆國術考場外景。

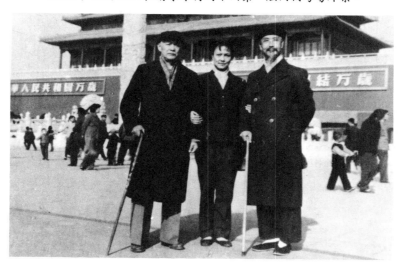

吳圖南先生與劉希哲教授（楊少侯先生弟子）在北京天安
門前合影，中立者為劉希哲教授的女兒劉少荃女士（戲劇家）。

例　言

（一）此篇用架之全套動作解說之文字甚為簡單，因係依照吳圖南先生傳授時，由編著者所做之筆記加以修改而成。此次公開，目的只在於介紹。日後吳圖南先生與編著者將有專書另行出版。

（二）此篇用架公開吳圖南先生廿餘年前由編著者親自拍攝之動作照片共四十幅。由於攝影技術水平很低，又珍藏廿餘年，故製版質量未能如理想，敬希原諒。

（三）吳圖南先生用架在六十年代初期於北京西郊頤和園內景福閣前共拍得八十餘幅，後經馬維生先生代為保存，珍藏至今始得以璧還。故於篇首敬表謝忱。

（四）此篇用架中無『打虎勢』及『雙風貫耳』二勢。因太極拳之故有名目內不載，乃後人增加者。謹告讀者如上。

目　次

進步栽捶

翻身撇身捶

翻身二起脚

披身踢脚

轉身蹬脚

上步搬攔捶

如封似閉

抱虎歸山

攬雀尾

斜單鞭

野馬分鬃

玉女穿梭

上勢攬雀尾

單　鞭

雲　手

單　鞭

下　勢

金鷄獨立

倒攆猴

斜飛勢

提手上勢

白鶴亮翅

摟膝拗步

海底珍

山通背

撇身捶

上步搬攔捶

上勢攬雀尾

單　鞭

雲　手

單　鞭

高探馬

撲面掌

轉身十字擺蓮

摟膝指膛捶

上勢攬雀尾

單　鞭

下　勢

上步七星

退步跨虎

轉身撲面掌

轉身雙擺蓮

彎弓射虎

合太極

太極拳用架

根據吳圖南先生1982年7月24日講話錄音整理——摘要

　　我想談一談太極拳宗師楊露蟬帶着他的兩個兒子楊班侯、楊健侯，由河北省永年縣進到北京之後，先後有王公貴族和達官紳士等拜師學拳，並擔任神技營的總教習。世稱「楊無敵」。他們能夠享這麼大的名聲，原因在什麼地方呢？當時神技營裏有不少著名的教習，像練八卦掌的董海川、練形意拳的郭雲深、練岳氏散手的雄縣劉——劉仕俊、練摔跤的大祥子和周大惠等人。在這種情況下，太極拳能享有盛名是很不容易的事。雖然有權貴的力量支持他們，但是如果沒有眞實的功夫，也很難應付這種局面的。

我自幼年和吳鑑泉先生學太極拳八年，後來又向楊少侯先生學太極拳四年。楊少侯先生是楊健侯的兒子，他曾過繼給楊班侯爲子。楊少侯先生就是近代鼎鼎大名的楊澄甫先生的大哥。這位老先生的脾氣很古怪，教人的時候也選擇的很嚴格。如果不成材的他就不教，因此他一生只教了我們幾個徒弟。這幾個徒弟現在只有我活着，其餘的都去世了。他們是：田肇麟、尤志學、東潤芳、巴潤芝（後來叫馬潤芝）、還有我。那時我用的蒙古名字叫烏拉布。後來又收了位徒弟叫劉希哲，他是冶金學家，曾任四川重慶大學冶金系主任，文化大革命中逝世了。

我和楊少侯先生學拳時，我曾問他，當初楊露蟬父子三人在北京和武林前輩之間有沒有發生過一些齟齬呢？老師說：「層出不窮」。但是爲什麼又柔又慢的太極拳能夠在剛勁有力的、旋轉自如的、暴打暴上的環境下，能夠獨樹一幟呢？這裏必有原因的。因爲我是學科學的，最愛研究分析，我請教我

的老師這究竟是怎麼一回事。老師告訴我，太極拳有一種叫行功的，就是流傳下來現在大家所練的套路。另一種是經過楊露蟬宗師多年研究，由太極拳裏取出所有的精華，編成的一種叫小架子的又叫用架。既然是用架，就是把各種應用的方法，凡能夠顧及到的地方，都把它搜集在一起。另一方面還要綜合導引之術、按摩之術、經絡之術，把這些東西溶納到一起。使練拳的人練到無一處不輕靈、無一處不堅靭、無一處不沉着、無一處不順遂，通體貫串，絲毫無間。所以練起來非常之活潑，非常之小巧。

這個用架的練法可分三個部份。一個是高級的部份，叫氣功（按：是太極拳的功夫。並不是一般練的氣功）。就是說「無形無象，全身透空，氣分陰陽，機先動靜」。拿這四句話可以包括下來。第二個是中級部份，叫勁功。勁是什麼呢？爲什麼不叫力呢？就是別乎拙力而言。勁就是太極拳的技術巧力。它很巧妙，幾乎很輕鬆的就能制勝對方。那麼用拳的理論來說就是：「不用顧盼擬合，信手而應。縱橫前後，悉逢肯綮」。第三個是初級部份，叫招功。就是「論一勢之得失，分一手之勝負」。這僅僅是太極拳的初步功夫而已。

具體到行功和用架兩個套路幾乎是完全相同的。從前上海明星公司曾經給楊少侯先生拍過一套電影，也給吳鑑泉先生拍過一套

電影，還有我練的一套刀。如果還保留的話，將來可以看看，他們二位所練的路子幾乎完全相同。因為吳家也是學於楊家的。但是在用法上就各有不同了。吳鑑泉先生得自他父親全佑先生的傳授，是以柔化著稱。無論你來了什麼樣的力量，什麼樣的手法，到了他身上就化為烏有。這是吳家的特點，以柔化為主。那麼楊少侯先生呢，是以凌空為主。什麼叫凌空呢？我用兩句話來說明。就是說：「離而未發，即能知其將發。彼何處欲動，即能知其將動。通體貫串，絲毫無間」。就是這麼一種應用的方法。

至於這套用架一開手的時候，也是練攬雀尾。攬雀尾分成三步來練。一個叫攬雀尾、一個叫雀起尾、一個叫鳳凰三展翅。由於把三個動作結合在一起了，總的名字叫杈子手。這個東西是不管對方進擊什麼手法，只要一伸手就能將他制服。又像單鞭，既叫單鞭，就是別乎雙鞭而言。就是用一隻手去打人。單鞭的鈎子，就分「鈎、卦、抖、彈」四勁。使用時步法、身法要隨着走，必須做到上下相隨，這是鈎子的四種變化。至於用法是如果對方從背後打來，這時我們把身體往下一蹲，一轉身突然的一掌，就可以擊中對方的要害。斜飛勢和下勢，又名七寸靠。就是用我們的肩膀去靠他的小腿七寸的地方。就是上邊一接手，你整個人涮地一下就下去了，

用肩靠他的七寸之處，對方便跌出尋丈之外了。這樣非要有很深的功夫才能做到。另外是腿法，有二起腳又叫二起蹦子、分腳、蹬腳、踢腳、單擺蓮、雙擺蓮、十字擺蓮等等。要不是下過深功，是很難應用的。總的來說，這套小架子共二百多個動作，要在三分鐘左右的時間內把它練完。其動作之快、功夫之純熟，如果那一方面不得其法，最主要是傳授上不得其法，就很難練好和應付自如了。

這套小架在楊家是擇人而授的，我的老師對我很好，於是傳給我這些功夫。這些功夫在我心裏藏了這麼多年，我的徒弟馬有清潛心向學，是個大學生，年青有為。經中央建築工程部前副部長陳雲濤的介紹，拜我為老師。他是我生平僅有的一個徒弟，原來我是沒有正式徒弟的，他又不怕費力，虛心鑽研，純功下了三、四年。我看他很誠意，是很好的學生，所以我就把這個用架傳授給他了。當前太極拳運動正在努力發掘整理、創造提高的時候，我本着知無不言、言無不盡的精神，把問題講清楚，希望馬有清把它發揚光大，為中國和世界太極拳運動服務。

太極拳用架姿勢說明

太極拳口傳心授之學也。此拳勢乃楊家

祖孫三代秘傳之技。非有深功，難以練習。其行功做勢時要求輕靈、沉實，緊湊、快速，堅靭、順遂。通體貫串，絲毫無間。故初學太極拳者，恐難依照本文而自通。今謹依吾師所授，做粗略之解釋。使此用架得以公開於世，供有志於研究發展太極拳學之士參考。

文中各勢沿用太極拳面南行功之習慣，以前後左右、東西南北等方位說明。至於技擊乃技藝之末也。太極拳要旨本是舍己從人，無形無象，應物自然。本文內之應用說明，恐多論及一手一勢之得失與勝負，淺陋之處，敬希明哲賢達指正是幸。

方位圖

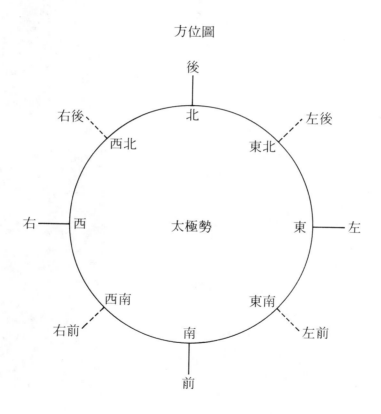

太極勢

太極勢者，其勢動靜未分，神舒體靜，純任自然。頭頸正直，涵胸拔背，裹襠護臀。兩臂鬆垂，舒腕按掌。舒鬆兩膝，兩足左右分開。面南站立，呼吸自然，眼平前外視。

如圖一

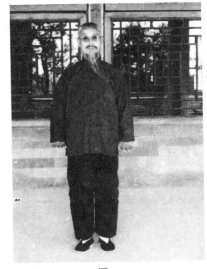

圖一

攬雀尾（又名雀起尾、又名鳳凰三展翅）

一、向右轉體（面西），右足向右外上一步。曲膝蹲身，左足以連枝步跟於右足旁。右掌右外掤起，掌心向下，五指前插。左掌隨右掌起而止於右肘下以助其勢。意勁在右掌，眼平外視。

二、左掌沿右掌上前插，掌心向下。右掌隨左掌下墜於左肘下以助其勢。意勁在左掌，眼平外視。

三、右掌翻掌掌心向上，沿左掌上前插。左掌隨右掌下墜於右肘下以助其勢，意勁在右掌，眼平外視。

應用說明：敵攻，我以攬雀尾勢應之。其手法名杈子手。兩掌可上下左右變換應用，故又有雀起尾及鳳凰三展翅之稱。

如圖二

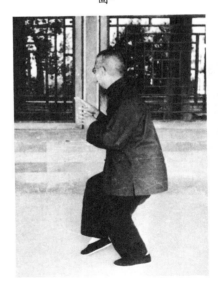

圖二

單鞭

右掌變鈎。蹲身斜撤左足至左後方。右鈎不變，左掌立掌掌心向外五指向上隨勢前擊。重心迅速移至左足成左弓步勢（面向東南）。意勁先在右鈎後在左掌，眼平外視。

應用說明：單鞭者別乎雙鞭而言。鈎手拿放有鈎卦抖彈四勁之分。又敵由後方擊我，蹲身避之，趁敵落空抽脫，以單掌順其力而擊之。

如圖三

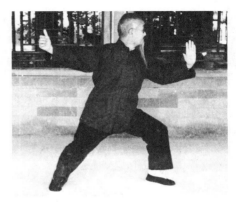

圖三

提手上勢（又名進步上提手）

右足向正前上一步，左足迅速前跟成連枝步。右掌變鈎以腕前擊，左掌止於右腕裏側以助其勢。（面向正東）意勁在右腕，眼左顧視。

應用說明：敵由正前迎面直擊，我以左掌按敵腕，右手旋腕擊敵頷部。

如圖四

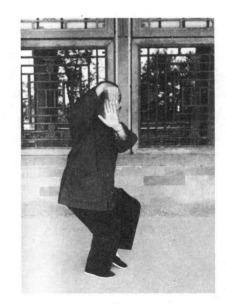

圖四

白鶴亮翅

身體向左外旋腰，左掌隨勢下採止於左胯旁。右鈎變掌隨勢上掤止於右額外。左掌掌心向下，右掌掌心向前上方。意勁前後運於左右兩掌，眼始時下顧左掌，繼而升起平外視（面仍向東）。

應用說明：

敵從左側擊我，我以右掌掤引，左掌順其力而擊之。

如圖五

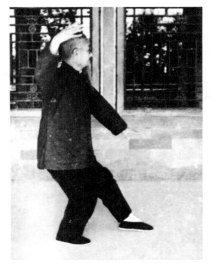

圖五

摟膝拗步

一、左足向前出丁虛步，涵胸收胯。左掌向左腿處摟膝。右掌鬆腕曲臂成側立掌，指尖前指，止於右耳側。意勁在左掌，眼下視於左掌外。

二、左足出步變左弓步式，進身時右側掌變右立掌向前踢擊，掌心向外，五指向上。左掌鬆垂止於左胯側，掌心向下，指尖向前。意勁在右掌，眼平外視。

三、左足踏地，提頂束身變凌空跳躍步。右足甫由騰空落地，迅速插左足變丁虛步。右掌於起跳前輕盪前擊，左右兩掌於騰空跳躍時，左右換摟掩身前進。落地變丁虛步後，左掌摟膝止於左膝，右掌鬆腕曲臂成側立掌，指尖前指，止於右耳側。意勁於左右兩掌間互換，眼由平外視變下視左掌外。

四、如本勢之二（面仍向東）。

應用說明：敵由前方擊我，我以左掌摟之而順其力以右掌擊之。敵退步欲逃，我迅速凌空騰跳，進身於敵前，再以右掌擊之。

如圖六

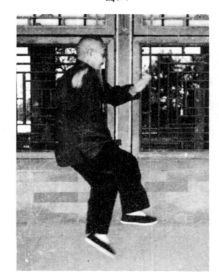

圖六

手揮琵琶勢

一、身體後坐輕提前腿，足尖點地成右坐勢。左足尖點插於右足前爲丁虛步。左掌由左胯側變立掌前提，指尖向上，掌心向前止於胸前。右掌垂肘立掌止於左肘處，指尖向上，掌心向內。意勁在左掌，眼平外視。

二、左右兩足向前進步成連枝步勢。變步時兩手鼓盪而出，由收至放兩掌依前止於體前。意勁在兩掌，眼平外視（面仍向東）。

應用說明：敵擊我，我沾而還擊。敵欲脫逃，我盪之使其失重而起，順其力而擊之。

如圖七

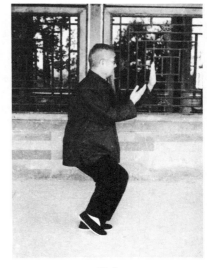

圖七

進步搬攔捶

一、進左足成左弓步勢，兩掌鼓盪而出，右掌沿左小臂回攏變拳置於右肋下，左足隨身體後坐於右腿時迅速回撤，點插於右足前成丁虛步。左掌立掌止於胸前護中。意勁在左右兩掌互換，眼平外視。

二、進左足成左弓步勢，再跟右足成連枝步。右手捶由右肋下直出向前扣打，左掌掩肘以助其勢。意勁在右捶，眼平外視（面仍向東）。

應用說明：敵擊我，我進步搬之，抽身攔之。敵欲脫逃，順其力以拳擊之。

如圖八

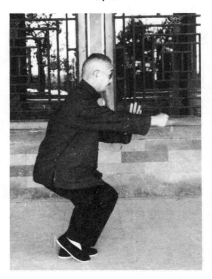

圖八

如封似閉

一、左掌由右腋下循右臂外立掌回封，置左肩前，指尖向上，掌心向內。右拳亦變為掌，循左臂回封，置右肩前指尖向上，掌心向內。意勁在兩掌，眼平外視。

二、左右兩掌同時向外翻出，蹋掌按擊。意勁在兩掌，眼平外視（面仍向東）。

應用說明：敵擊我胸，我以左右兩掌封閉之。彼力落空，我順其力進兩掌而按擊之。

如圖九

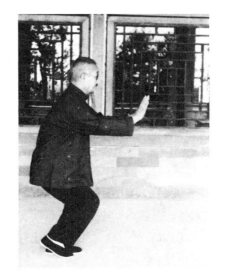

圖九

抱虎歸山

一、撤右足收右足跟約九十度角，迅速撤左足點插在右足旁成丁虛步。此時身體向右轉體九十度角，左右兩掌於下採後左掌下摟，右掌置右耳側。然後進身變左弓步勢，右掌向左前方立掌蹋擊，左掌隨勢鬆按於左胯外。意勁在右掌，眼平外視（面向東南）。

二、身體自左前方向右後方旋轉一百八十度角，扣左足迅速提右足點插在左足旁成丁虛步。右掌下摟至右膝，左掌置左耳側。然後進身變右弓步勢。左掌向右前方立掌蹋擊，右掌隨勢鬆按於右胯外。意勁換於左掌，眼平外視（面向西北）。

應用說明：敵始由左前擊我，我以左掌摟之而以右掌擊之。敵又自背後擊我，我轉身以右掌摟之而以左掌擊之。

如圖十、十一

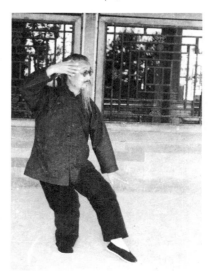

圖十

攬雀尾

其動作與前之攬雀尾相同，惟此勢面向西北。

應用說明：同前之攬雀尾勢。

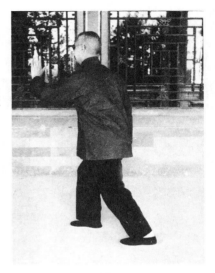

斜單鞭

其動作與前之單鞭相同，惟此勢面向西南。

應用說明：同前之單鞭勢。

肘底看捶（又名肘下捶）

左足向左後方斜撤一步，轉體一百三十五度角，迅速跟右步成連枝步，再虛提左足點插於右足前成丁虛步。左掌前舒外撤一圈，挽手握拳由左肋下向體前上方撥出，拳眼向內，拳面向上。右鈎隨勢舒掌挽手握拳，置於左肘下拳面向左。意勁隨勢左右拳互換，眼平外視（面向正東）。

應用說明：敵由體側擊我，我以左掌挽攏，敵復擊我胸，我以左拳撥擊，而以右拳擊其肋。

如圖十二

圖十一

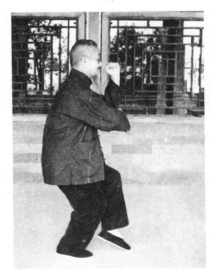

圖十二

倒攆猴

一、左足後撤一步，右足迅速撤半步虛點插於左足前成丁虛步。左拳舒鬆變掌，後撤至左耳側，指尖向前。右拳隨勢亦變掌，掌心向下沿左小臂錯左掌後，下摟至右膝，意勁在右掌，眼下俯視。

二、左掌向前蹋掌前擊，右掌按於右胯外側，弓右膝成右弓步勢，意勁在左掌，眼平外視。

三、如本勢之一，惟左右上下肢互換，前者爲拳變掌，此勢則左右手皆爲掌。

四、如本勢之二，惟左右上下肢互換。

五、六、如本勢之一、二，前者爲拳變掌，此勢則左右手皆爲掌（面向正東）。

應用說明：敵連擊我，我抽身避之，乘勢以一手摟撥，以另一手擊之，左右皆可換用。

如圖十三

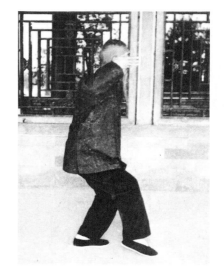

圖十三

斜飛勢

左掌內挽，指尖向右膝內側下插。右掌上扶，指尖上指。左足向左前斜上一步。蹲身收胯，以左肩沿左小腿內側向前斜靠，左臂隨勢斜伸，掌心向上。右臂斜下按，掌心向下。重心集於左弓步。意勁在左掌，眼右下顧視（面向正東）。

應用說明：敵由前方擊我，我以左掌挽拿，敵抽身欲逃，我迅速插步以斜飛勢擊之。

如圖十四

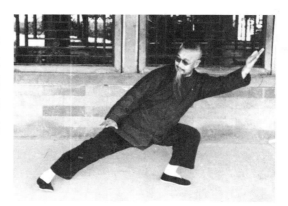

圖十四

提手上勢

如前之提手上勢。只此勢之後右足在七寸靠完畢後，迅速向正前上步，再變連枝步變勢（面仍向東）。

應用說明：如前勢。

白鶴亮翅

如前之白鶴亮翅（面仍向東）。

應用說明：如前勢。

摟膝拗步

如前之摟膝拗步勢，但只做其中一、二，兩個動作（面仍向東）。

應用說明：如前勢。

海底珍（又名海底針）

右足向後撤步，左足虛提點插足尖於右足前成丁虛步。右掌舒腕伸指向前，然後輕盪抽撤置於頷下。左掌隨勢回收於左胯側。身體直立下蹲，右掌向體前下方直插，左掌立掌置於胸前以助其勢。意勁在右掌，眼平外視（面向正東）。

應用說明：我以右掌沾引敵落空，乘勢抽撤，以掌指點擊其陰部。

如圖十五

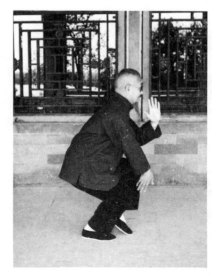

圖十五

山通背（又名扇通背）

左足向前出步弓膝，右掌握拳隨勢向前提撞，左掌掩右肘以助其勢。然後扣左足旋腰轉體面向右前變騎馬步，重心放在兩足之間。右拳變掌上提，高與額齊，五指向左，掌心向外。左掌前擊，指與鼻齊，掌心向外。意勁在左掌，眼平外視（面向正南）。

應用說明：敵退我乘勢進擊其膻，敵還擊，我以右掌掤攦，以左掌進擊之。

如圖十六

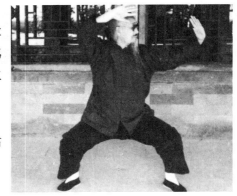

圖十六

撇身捶

身體重心移於左足，撇身，收腰吸胯。左右兩掌握拳環抱於胸前，右拳在上，左拳在下，虛右足跟內收，然後右足向右後方開步，弓膝變右弓步勢。隨勢右拳橫拳下擊，然後抱肋。左掌纏右拳立掌向前蹋擊，指尖向上，掌心向右。意勁始在右拳，後在左掌，眼平外視（面向正西）。

應用說明：敵自右後方擊我，我以撇身之勢避敵。翻身後以右拳攔擊敵背，以左掌順其力而擊之。

如圖十七

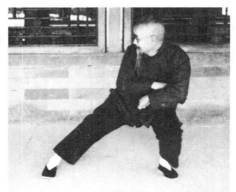

圖十七

退步搬攔捶

如前之進步搬攔捶勢，惟前勢爲進步，此勢爲退步。
（面向正西）。

應用說明：敵進擊我，我退步避其力，復乘勢搬攔
敵手，並以拳擊之。

上勢攬雀尾

如前之攬雀尾勢，但此勢做上步動作，右捶變掌時
可加挽手及回盪之勁，以助其勢。（面向正西）。

應用說明：如前勢。

單鞭

如前之單鞭勢，惟此勢可做騎馬步勢。（面向正南）。

應用說明：如前勢。

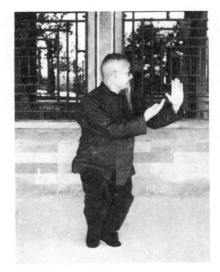

圖十八

雲手

一、左足向左橫開半步，右足緊跟做連枝步。左掌
下垂循體前經右肋向左後上方雲起，五指向上，掌心向
外。此時腰旋向左方。右鈎變掌隨勢下垂止於腹前，五
指向下，掌心向內。意勁在左掌，眼左掌外視。

二、右掌經左肋向右後上方雲起，五指向上，掌心
向外。此時腰旋向右方。左掌向下鬆垂止於腹前，五指
向下，掌心向後。意勁在右掌，眼右掌外視。

三、四兩動係重復動作與一、二相同。

各動之方向皆面向南方。

應用說明：敵由右方或左方擊我，我以左手或右手
沾接上提，乘勢而擊之。如圖十八、十九

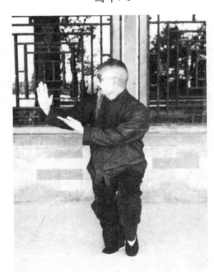

圖十九

單鞭

如前之單鞭勢，惟變鈎之前可加纏手換勢。此勢面向南方。

應用說明：如前勢。

高探馬

旋腰身體轉向左方，重心移於右足。左足收於右足前成丁虛步。撒左肘，左掌掌心向上收於左肋側。隨勢右鈎變掌，立掌指尖向上以側掌向前挫出，止於胸前，意勁在右掌，眼平外視（面向正東）。

應用說明：敵由左側擊我，我以左掌截拿以右掌挫擊之。

如圖二十

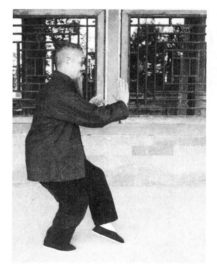

圖二十

左右分腳

一、左右兩掌圈臂握拳，拳心向內抱於胸前，右拳在外，左拳在內。隨勢左足向前出一步，右足跟步成連枝步。蹲而後起，提右膝置於右肘下。意勁在兩拳，眼平外視。

二、右足向右前（東南）分踢。隨勢兩拳舒臂變掌，掌心向外，指尖外指。意勁在右足及右掌，眼右前平外視（面向東南）。

三、偷腰，右足向前落一步，弓膝變右弓步勢。撒右肘右掌掌心向上收於右肋側。隨勢左掌曲臂循右臂以立側掌向前挫出，指尖向上，止於胸前。意勁在左掌，眼平外視（面向正東）。

四、如本勢之一，惟左右肢互換。

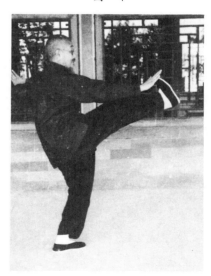

圖二十一

五、如本勢之二，惟左右肢互換，左足向東北方向分踢。

應用說明：敵以左手或右手擊我，我以右手或左手向外分拋乘勢以右足或左足由內向外分踢之。

如圖二十一、二十二

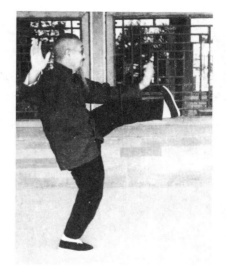

圖二十二

轉身蹬脚

左腿鬆胯曲膝，小腿下垂。左右兩掌握拳曲臂合抱於胸前，左臂在外，右臂在內，身體迅速向左後旋蹲。重心在右足扣脚九十度角，左足尖虛點地成丁虛步。兩拳上舉於右額側，然後挺右膝抬左腿向前方（正西）蹬出左足。隨勢兩拳變掌，左右分開，指尖前指，掌心向外。意勁在左掌及左足，眼平外視（面向正西）。

應用說明：敵自身後擊我，我突然轉身，以左掌截擊，復抽腿用足跟蹬擊之。

如圖二十三

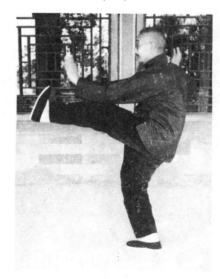

圖二十三

進步栽捶

左腿挺膝鬆垂下腿，左足向前虛點一步，提頂抽腰右足迅速向前騰跳一步。右足甫及落地，左足迅速向前再雀躍一步，左足尖虛點地成丁虛步勢。隨騰跳左右兩掌向右方及左方掩肘攔摟，在落成丁虛步時，左掌掩摟左膝，右掌握拳護於右額部。此時進身栽捶，拳自右耳向前下直栽，拳背向前，拳面向下，左掌扶右膊以助其勢。意勁在右拳，眼俯視（面向正西）。

應用說明：敵連擊我，我以兩掌左右攔摟，敵急欲逃脫，我趁勢凌空跳躍而進，復以直拳下擊之。

如圖二十四

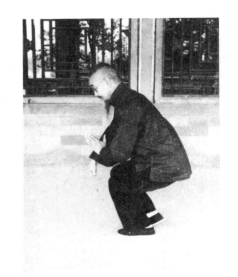

圖二十四

翻身撤身捶

左掌由右膊下向前向上纏裹至右腕上，左足向前邁一步成左弓步勢。右拳不變隨勢前擊。偷腰收胯迅速撤身，重心移於左足。此時左掌變拳與右拳攏抱於胸前，右拳扣拳，右臂在上，左臂在下。左足迅速外開一步，翻身後右拳橫拳下擊，然後撤至右肋下，拳心向上。左拳變掌，以掌側向前立掌挫擊，止於胸前。隨勢點插右足於左足旁成丁虛步。意勁始在右拳，後換左掌，眼平外視（面向正東）。

應用說明：敵退，我以栽捶向前連擊，敵由身後擊我，我迅速撤身而避之，並以右拳下擊，敵欲脫逃，我乘勢以左掌擊之。

如圖二十五

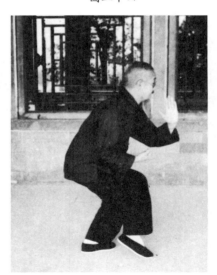

圖二十五

翻身二起脚（又名二起蹦子）

左掌握拳，左右兩拳環抱於胸前，騰身跳起，抬左腿以足尖向前平踢。左足甫及落地，再迅速騰跳，抬右腿以足尖向前平踢。兩足連踢時，左右兩拳變掌向兩側分開，指尖前指，掌心向外。意勁在兩足及兩掌，眼平外視（面向正東）。

應用說明：敵擊我，我以兩掌分截，乘勢連起兩腿以足踢之。

如圖二十六

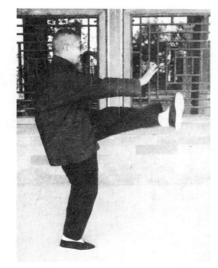

圖二十六

披身踢脚

接前勢左脚甫及落地，右足踢後迅速橫足外擺橫踏，然後移重心於右足。左足虛足跟，蹲身變歇步勢。此時橫腰身體轉向右方，兩掌握拳曲臂抱於胸前，左拳在外，右拳在內，拳心皆向內。挺右膝提左膝，以左足尖向左平踢，兩拳隨勢變兩掌，左右分開，以助其勢。意勁在左掌及左足，眼平外視（面向東南）。

應用說明：敵自側方擊我，我橫身以手截擊，復乘其脫逃以左足踢擊。

如圖二十七

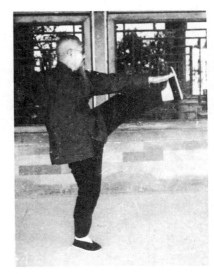

圖二十七

轉身蹬腳

左膝鬆力，左小腿鬆垂，左足尖迅速循右腿向右後方下插足尖點地。隨勢旋體二百七十度，蹲身重心移於左足。右足隨勢收轉足跟後，足尖點插於左足側成丁虛步。左右兩掌隨勢握拳，右拳在外，左拳在內，拳心皆向內，環抱於胸前。挺左膝提右膝向右前蹬腳。兩拳隨勢變兩掌向左右分開，指尖外指，掌心向內。意勁在右掌及右足，眼平外視（面向東北）。

應用說明：敵自側方擊我，我轉身避之，以掌分截，復以右足蹬擊之。

如圖二十八

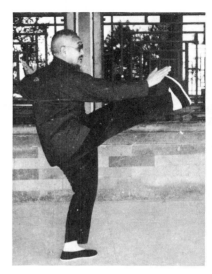

圖二十八

上步搬攔捶

如前之進步搬攔捶勢。

應用說明：如前勢。

如封似閉

如前之如封似閉勢。

應用說明：如前勢。

抱虎歸山

如前之抱虎歸山勢。

應用說明：如前勢。

攬雀尾

如前之攬雀尾勢（面向西北）。

應用說明：如前勢。

斜單鞭

如前之斜單鞭勢（面向西南）。

應用說明：如前勢。

野馬分鬃

一、右足閃展外蹬，弓右膝成右弓步勢。右鉤變掌，掌心向上，右臂掩肘回收，右掌循左臂下向右前外方撥出，左掌掌心向下隨勢收置於左肋下以助其勢。意勁在右掌，眼平外視（面向正西）。

二、如本勢之一，惟左右肢互換。

三、如本勢之一。

應用說明：敵擊我，我以左掌或右掌探之，復乘勢進身以右掌或左掌撥擊而靠之。

如圖二十九

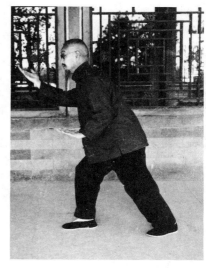

圖二十九

玉女穿梭

一、左足向左前方點插一步，右足迅速再向前橫踏一步，左足緊接再進一步，弓膝成左弓步勢。左掌翻掌，掌心向上，循右臂下向左前外方纏裹而出，然後隨勢回盪，復向左前橫膊擊出，掌心向外，止於左額部。右掌隨勢而進，然後立掌置左膊下前擊掌心向外。意勁在右掌，眼平外視（面向西南）。

二、偷腰轉身，右足於轉身後向右前方點插一步，左足迅速再向前橫踏一步，右足緊接再進一步，弓膝成右弓步勢。隨勢左掌下按於胸前，右掌掌心向上，循左臂下向右前外方纏裹而出，然後隨勢回盪，復向右前橫膊擊出，掌心向外，止於右額部。左掌隨勢而進，然後

立掌置右膊下前擊，掌心向外。意勁在左掌，眼平外視
（面向東南）。

三、如本勢之一，惟變勢之初可加纏手之動作（面
向東北）。

四、如本勢之二（面向西北）。

應用說明：敵擊我，我以左手或右手截挑而外捌之。
復以右手或左手擊之。敵如自身後擊我，我偷腰轉身以
避之，復以本勢之手法擊之。

如圖三十、三十一

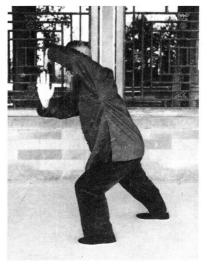

圖三十

上勢攬雀尾

如前之攬雀尾勢（面向正西）。

應用說明：如前勢。

單鞭

如前之單鞭勢（面向正南）。

應用說明：如前勢。

雲手

如前之雲手勢（面向正南）。

應用說明：如前勢。

單鞭

如前之單鞭勢（面向正南）。

應用說明：如前勢。

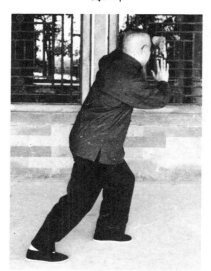

圖三十一

下勢（又名七寸靠）

右鈎變掌，左右兩掌同時向左方盪挑，兩掌掌心相對，指尖前指。右足後撤半步，隨勢身體由前盪而後蹲，坐於右腿成仆步勢。左腿蹬直，左足尖前扣。立身，撤兩肘，兩掌側立掌置於左腿內側。意勁在兩掌，眼平外視（面向正南）。

應用說明：敵由側方擊我，我以兩掌盪挑，撤步蹲身以避其銳，復順其力以兩掌截剁之，繼而以肩靠擊之。七寸靠者，即我以肩靠敵之小腿足三里穴部位，距地面約七寸高，故名七寸靠。

如圖三十二

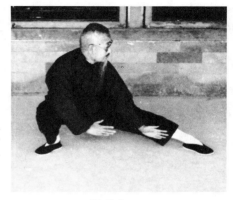

圖三十二

金鷄獨立

一、挺左膝左足尖向左順直，弓膝成左弓步勢。隨勢兩掌擦地向左方穿挑，待重心集於左足後提右膝，成左獨立步。隨勢兩掌纏裹互換，右掌外挑，置於前額上方。左掌下插，指尖下指置於右足尖上方。身體直立，左腿微曲。意勁在右掌、右膝，眼平外視。

二、右足向前落一步，弓右膝成右弓步勢。待重心集於右足後，提左膝成右獨立步。隨勢兩掌纏裹互換，左掌上挑置於前額上方。右掌掩肘下落，指尖下指置於左足尖上方。身體直立，右腿微曲。意勁在左掌、左膝，眼平外視（面向正東）。

應用說明：敵擊我，我以兩掌互換挑插，復以兩膝乘勢擊之。

如圖三十三

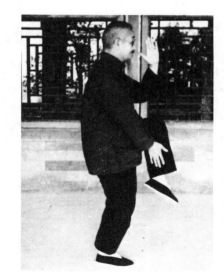

圖三十三

倒攆猴

左掌左腿旋盪，撤步撤掌換成倒攆猴勢。其餘如前
之倒攆猴勢（面向正東）。

應用說明：如前勢。

斜飛勢

如前之斜飛勢（面向正東）。

應用說明：如前勢。

提手上勢

如前之提手上勢（面向正東）。

應用說明：如前勢。

白鶴亮翅

如前之白鶴亮翅勢（面向正東）。

應用說明：如前勢。

摟膝拗步

如前之摟膝拗步之一、二兩動（面向正東）。

應用說明：如前勢。

海底珍

如前之海底珍勢（面向正東）。

應用說明：如前勢。

山通臂

如前之山通臂勢（面向正南）。

應用說明：如前勢。

撇身捶

如前之撇身捶勢（面向正西）。

應用說明：如前勢。

上步搬攔捶

如前之上步搬攔捶勢（面向正西）。

應用說明：如前勢。

上勢攬雀尾

如前之上勢攬雀尾勢（面向正西）。

應用說明：如前勢。

單鞭

如前之單鞭勢（面向正南）。

應用說明：如前勢。

雲手

如前之雲手勢（面向正南）。

應用說明：如前勢。

單鞭

如前之單鞭勢（面向正南）。

應用說明：如前勢。

高探馬

如前之高探馬勢（面向正東）。

應用說明：如前勢。

撲面掌

左足向前進半步，弓左膝成左弓步勢。左掌循右掌上方立掌蹋擊，掌心向外，五指上指。右掌掩肘回收橫掌置於左肋下，掌心向上，指尖向左。意勁在左掌，眼平外視（面向正東）。

應用說明：敵擊我，我以右掌墜肘反採，乘勢以左掌擊之。

如圖三十四

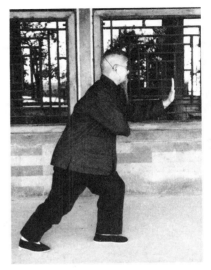

圖三十四

轉身十字擺蓮

一、扣左足，收腰轉身，向右後方轉體一百八十度，身體坐於左腿。收右足跟，虛右足尖成丁虛步勢。隨勢左掌橫掌向右後方旋進，橫置於額前，掌心向外，指尖向右，右掌仍在左肋隨勢不變。意勁在左掌，眼平外視。

二、鬆腰收胯挺右膝伸右足，以右足外側由前方向右上方擺腳。隨勢左掌由右向左外展，擊右腳尖。隨即右掌由左向右外展，迅速連擊右腳尖，而後兩臂左右展開與身體成十字之勢。意勁在右腳及左右兩掌，眼平外視（面向正西）。

應用說明：敵自身後擊我，我轉身以掌撥之，乘勢以足側擺擊之。

如圖三十五

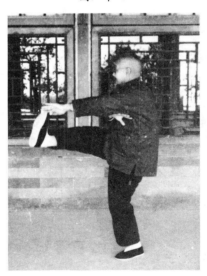

圖三十五

摟膝指膛捶

　　右脚下落，甫及落地左脚迅速向前點插成丁虛步。隨勢左掌摟左膝，掌心向下。右掌握拳曲右肘經右耳向前斜擊。立拳，拳面斜向下，拳眼向前。左掌扶右膊以助其勢。此時弓左膝成左弓步勢，亦可跟右步成連枝步。意勁在右拳，眼斜下視（面向正西）。

　　應用說明：敵擊我，我以左掌攔摟，復乘勢進拳下擊其膛。

　　如圖三十六

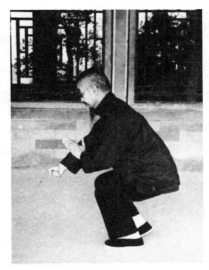

圖三十六

上勢攬雀尾

　　如前之上勢攬雀尾勢（面向正西）。

　　應用說明：如前勢。

單鞭

　　如前之單鞭勢（面向正南）。

　　應用說明：如前勢。

下勢

　　如前之下勢勢（面向正南）。

　　應用說明：如前勢。

124

上步七星

挺左膝左足尖向左順直，弓膝成左弓步勢。隨勢兩掌擦地向左方穿挑，右掌側立掌由左臂下向前上穿出，左右兩掌在腕下交插，左掌在上，右掌在下。待身體直立重心集於左足時，右足向左足前點插成丁虛步勢。意勁在兩掌，眼平外視（面向正東）。

應用說明：敵自側方擊我，我以左掌攔挑，敵欲脫逃，我乘勢以右掌擊之。

如圖三十七

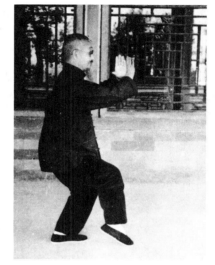

圖三十七

退步跨虎

右足向後撤一步，涵胸，雙掌向體前探按左膝，待重心後移於右足，迅速撤回左足半步，足尖點插於右足前。隨勢兩掌左右分開，左掌攏鈎伸臂外摟，右掌立掌伸臂按掌，掌心向外，五指向上。意勁在左鈎換右掌，眼平外視（面向正東）。

應用說明：敵進擊我，我以左手外摟，撤身避敵，復乘勢以右掌擊之。

如圖三十八

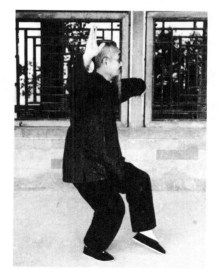

圖三十八

轉身撲面掌

挺左膝提左足以左足尖引導由右胯外轉身向右後方下插，隨勢轉體一百八十度角。左手鈎變掌，循右肩外向右後方擊掌。右掌掩肘翻掌，曲肘橫置於腹前，此時弓左膝成左弓步勢。左掌立掌，掌心向外，五指向上。右掌橫掌，掌心向上，指尖向左。意勁在左掌，眼平外視（面向正西）。

應用說明：敵自後方擊我，我轉身以右手攔截反探，乘勢以左掌擊之。

轉身雙擺蓮

右手翻變成立掌，掌心向外，指尖向上，循左臂外向身體右後方攄出。扣前左足尖，身體轉向右後方一百八十度角。左掌置右肩前，立掌掌心向後，指尖向上。待重心回坐於左足時，收右足跟挺右腿抬右足，由左向右擺腿，隨勢兩掌前伸輕拍腳面。意勁在兩掌及右足，眼平外視（面向正東）。

應用說明：敵自後方擊我，我轉身以右掌攄出，復乘勢以右足踢擊之。

如圖三十九

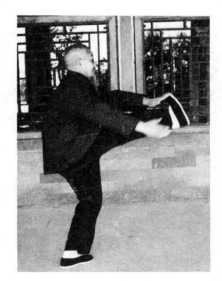

圖三十九

彎弓射虎

鬆落右足，弓膝成右弓步勢。隨勢左右兩掌握拳，由左胯上循腹前至右胯上，曲兩肘提兩拳至右肩，然後舒兩臂以兩拳向左前方撥擊。右拳在上，拳眼向下，左拳在下，拳眼向上，兩拳眼上下相對，右拳置於額前，左拳置於胸前。意勁在兩拳，眼平外視（面向正東）。

應用說明：敵擊我，我以兩手攦捌，復乘勢發拳而撥擊之。

如圖四十

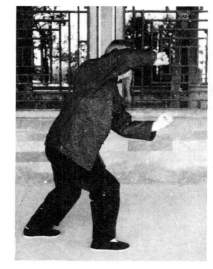

圖四十

合太極

左足向前一步，左足跟落地時扣左足尖九十度角。隨勢身體向右方轉體九十度角。此時收右足跟向左足併足。兩臂鬆肩垂肘，兩拳舒腕舒指變為兩掌，掌心向下，指尖前指，復還原成太極勢（面還原向正南）。